患者さんと医療系学生のための

臨床薬理学入門

くすりを正しく用いるために

笹栗俊之

九州大学出版会

はじめに

本書を手に取ってくださいまして、ありがとうございます。本文に入る前に、この本を書いた背景について少しお話ししておこうと思います。

タイトルにあるように、本書は臨床薬理学の入門書のつもりで書いたものです。「臨床薬理学」などというとえらく難しそうで、患者さんを含め一般の方々にはなじみにくいかもしれません。しかし、実はそうではなく、臨床薬理学は患者さんにもっとも近い学問のひとつです。

臨床薬理学をご理解いただくためには、それを含む広い概念である薬理学の説明がまず必要です。**薬理学**というのは、薬と生体の相互作用を解き明かす学問のことをいいます。例えば、薬はどうやって体に効果をもたらすのか、体は薬をどう処理するのか、薬の副作用はなぜ起こるのか、どうすればいい薬が生まれるか、薬はどう使うのがもっとも適切か、等々の問題を扱います。簡単にいうと、薬物治療の基礎を築く学問です。「薬」がつくので薬学部の専門科目かと思われがちですが、薬物治療は医療関係者すべてに深く関わりますので、医学部でも歯学部でも看護学部でも学ばなければなりません。

薬理学は、細胞から個体まで様々なレベルの生体試料を研究対象としますが、このうち人体を主な対象とする領域を**臨床薬理学**と呼んでいます。「臨床」とはベッドサイドのこと。つまり、臨床薬理学は「患者のための薬理学」と考えていただければよいと思います（ニュアンスの違いはありますが、**薬物治療学**と言い換えた方が患者さんにはわかりやすいかもしれません）。

薬理学の中でも臨床薬理学がことさら重視されるようになったのは、それほど古いことではありません。

大まかにいって、医学は、正常の人体をあつかう**生理学**、病気の人体をあつかう**病理学**、病気の治療法をあつかう**治療学**の三大領域に分類でき、現代医学の専門分野のほとんどは、このいずれかに属しています。たとえば、生化学は生理学領域に、細菌学は病理学領域に、内科学や外科学は治療学領域というように。

薬理学は、薬物治療の基礎を支える学問なので、当然ながら治療学領域に分類されなければなりません。ところが20世紀半ば以降、生命を分子レベルで語ることができるようになると、薬理学者たちは、患者の治療のための学問という本来の目的をしばしば見失い、先端的基礎研究に傾倒して現実の医療から遠ざかっていきました。臨床薬理学は、ひとつには、そのような薬理学の進路を修正し、薬理学を実践的治療学として再構築する運動として生まれました。

一方、薬物治療の状況も大きく変化しました。古くは、薬の処方は医師の個人的経験に基づいて行われ、医師の技量は薬のさじ加減の妙で決まるといわれていました。しかし最近は、効果が著しい反面、重い副作用も現れやすい薬が増えています。薬は医師が患者を守るための「武器」ですが、下手に用いると患者自身を傷つける「両刃の剣」です。さらに、薬の種類が膨大になり医師が全ての薬に精通することはとても不可能となりました。こんな状況で経験のみに頼る処方をやっていては、効果が望めないばかりか危険です。そこで、薬物治療を科学として研究する臨床薬理学が必要になったのです。

私が医学生の頃（およそ40年前）にも、薬理学の授業はもちろんありました。しかし実践的な薬物治療について学ぶ機会はほとんどありませんでした。卒業後もしっかりした研修制度はなかったため、先輩の言うことや手引き書の処方をまねて、本当は正しいのかどうか自信を持てないまま患者さんに薬を投与するという、たいへん危険な状況のもとに置かれていました。今考えると、ほんとうに冷や汗が出ます。その後、医療現場で、薬による患者さんの健康被害が想像以上に頻発していることを知りました。しかも、もし薬を正しく用いていれば避けることができたのではないかと思われるものも、数多くみられました。

こういった経験から、それまでの薬理学教育のあり方に疑問を感じていたところ、15年ほど前、母校の医学部で薬理学教育に携わる機会を得ました。そこで、臨床薬理学をしっかり学ばせるにはどうしたらいいだろうと思い、それ以来、教育改善の試みを続けてきました。その結果、薬理学教育を医療の現場に近づかせることが多少はできたかもしれないと思っています。しかし、まだ十分ではありません。

大きな問題のひとつは、学ばなければならない知識の量が、私が学生だった頃とは比べものにならないくらい増えていることです。薬が体に作用するメカニズムの解明がはるかに進んだことと、医薬品の種類が著しく増えたことがその原因です。一方、新しい科目が増えたため、薬理学教育に充てることのできる時間は逆に減少してしまいました。そこで、短時間で、しかも自主的に要点を学んでもらう必要がでてきました。

そのためにはよい手引き書が必要です。しかし、既存の教科書は概して詳しすぎ、ポイントをつかむにはかえって不向きです。そこで、分厚い教科書をひもとく前に、通読してポイントを大づかみにできる本がほしいと考えました。これが、このような入門書を書こうとしたきっかけです。

ただ、書くとすれば、医学生だけを対象にするのではなく、薬物治療に関わるすべてのメンバーに読んでもらえる本にしようと考えました。というのは、現代医療は**チーム医療**であり、医療に関わる大勢の人たちがチームとして協力し合わなければ、薬物治療は成功しないからです。したがって、**医学生、薬学生、看護学生**などの医療系学生はもちろんですが、**患者さん**（および、その**家族の人たち**）も読者に想定しました。

患者さんを読者対象に含めたのは、患者さんも医療チームの主要メンバーと考えるからです。薬物治療を安全で有効なものとするためには、医師の指示にただ従うだけではなく、患者さんが主体的に治療計画に参加し、納得できる治療方法を自ら選択するべきです。そして薬で治療すると決めたら、正しい使い方を守ることがとても大切です。そのためには薬物治療に関する最低限の知識がほしいところですが、一般の人たちの薬の知識はかなりあやふやです。そこで、この機会に、患者さんにも読んでもらえる本を書こうと思ったのです。

ただし、この本は系統立った教科書ではなく、あくまで入門書です。患者さんにとってはこの本を読んでいただくだけでも十分かと思いますが、医療職を目指す学生諸君にとっては、この本だけでは十分ではありません。本書はあくまで総論を述べたもので、疾患別の各論は本書では学べません。本書で臨床薬理学の全体像を把握したのち、各論をきちんと学んでください。

それなら初めから本格的な教科書を読めばいいじゃないかって？　あるいは、そうかもしれません。しかし、詳しい教科書に取り組む前に、この入門書にざっと目を通して学習のポイントをつかんでいた方が、その後の学習効率が格段に上がると思います。

本書の章立ては、おおむね、私が大学で総論の講義をする順番になっています。講義を聴くような感覚で読み進んでください。

2016年春

著者

目　次

薬と毒はどこが違うのですか？

第1章

薬とは何か

言うまでもなく、今日の医療にとって薬はなくてはならないものの一つです。しかし、そもそも薬とはいったい何なのでしょうか。薬と毒は紙一重だといいますが、毒とどうちがうのでしょうか。また、口から飲む薬は食べ物とたいして変わらないような気もしますが、違いはあるのでしょうか。本書をお読みいただくために、まず薬とは何なのかを考えてみましょう。

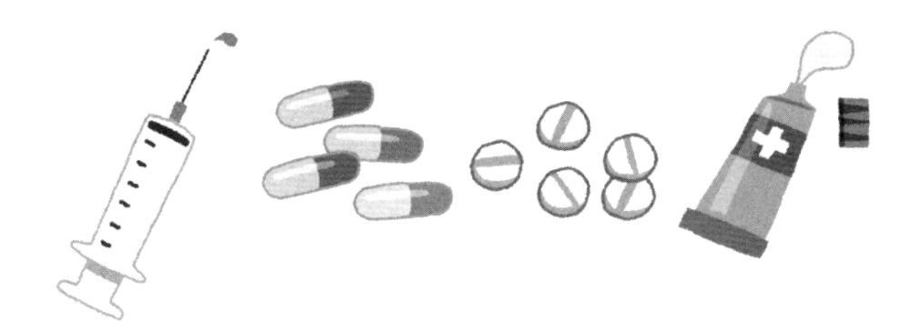

「薬」と「剤」

現代人にとって薬はたいへん身近な存在です。いくら健康に恵まれた人でも、生まれて一度も薬を飲んだ[注1]ことがないという人は非常にまれだと思います。

では、みなさんは薬を見たことはありますか。あたりまえのことを聞くなと言われそうですが、「薬」と聞いて思い浮かぶのは、粒みたいな錠剤でしょうか？　細長いカプセルでしょうか？　あるいは注射液のアンプルでしょうか？　しかし、これらは薬そのものではありません。

正確に言うと、みなさんがふつう目にする「薬」は**製剤**であって、純粋な**薬物**（効果をもたらす化合物＝**有効成分**）ではありません。製剤とは、ふつう１種類、ときには数種類の薬物を、体に届けるのに適した構造（**剤形**）に加工した製品です。製剤には、有効な薬の成分だけでなく、剤形を整えるための材料や、有効成分を溶かすための媒体などが含まれています。純粋な薬物だけでは、適切な量を、適切な時間で体に送り届けるのはむずかしいことが多いため、加工して製剤化する必要があるわけです。

それと関連しますが、薬の話をするとき、たとえば鎮痛薬と鎮痛剤のように、○○**薬**と言ったり、○○**剤**と言ったりしますね。実は、これらは同じことではありません。正確には、○○薬は薬物（有効成分）そのものを意味し、○○剤は製剤を意味することばです。一人前の医師や薬剤師にも、これらをきちんと使い分けていない人がたくさんいますが、みなさんにはぜひ正しく理解していただきたいと思います。

なお、農薬や殺虫薬、化学実験に用いる試薬なども広義の薬ですが、本書でいう薬は、特に限定しないかぎり**医薬品**（診療の目的で用いる薬）を意味しています。

注1）『広辞苑』によると「薬をのむ」の正しい漢字表記は「薬を飲む」ですが、液体の薬ならともかく、錠剤などでは違和感を拭えません。服薬という言葉があるとおり、日本にはもともと「薬を服(の)む」という書き方があったようです。感覚的にはこちらの方がしっくりきますが、公に認められた表記ではないので、本書では口から投与することを「薬を飲む」と表記しています。

大部分の薬は自然界に由来する

今日、漢方薬を除く大部分の薬は、純粋な薬物を使いやすい形に製

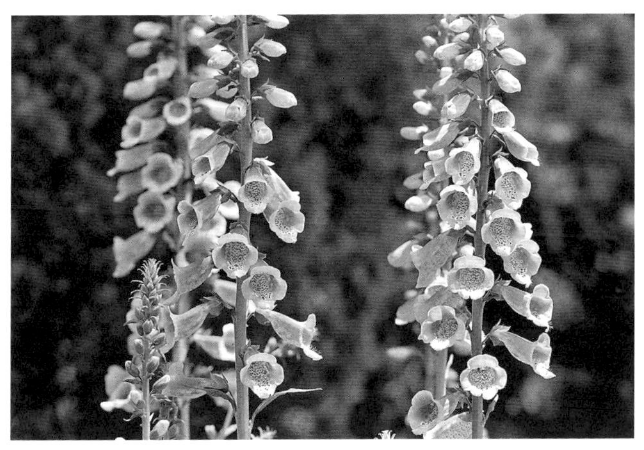

図1－1　ジギタリス
2013年4月29日、福岡市植物園にて著者撮影。

剤化したものです。しかし、19世紀に至るまで、薬の多くは動植物や鉱物などのいわゆる**生薬**でした。純粋な薬物を分離・精製する技術は乏しく、草根木皮を丸ごと煎じたりすりつぶしたりしたものを、飲んだり塗ったりしていたわけです。

生薬の中には、今日から見ると有効性があるのかどうか疑わしいものがたくさんありますが、本当に薬効成分を含むものも多数知られています。漢方薬を除いても、天然の植物や菌類などから抽出・単離した物質をそのまま薬として用いることは、今でもよくあります。

たとえば、ヨーロッパに自生するオオバコ科（旧分類ではゴマノハグサ科[注2)]）の**ジギタリス**（*Digitalis purpurea*、和名キツネノテブクロ、図1-1）は、浮腫（むくみ）の薬草として民間で使われていましたが、1785年、英国の植物学者で医師でもあった**ウィザリング**（William Withering、1741～1799年）により、強心作用（心臓の働きを強める作用）や利尿作用（尿量を増やす作用）があることが証明され、後に有効成分として**ジギトキシン**や**ジゴキシン**（図1-2）などが分離されました。これらは、心不全の治療薬として今も用いられています。

注2）ゲノム解析技術の発展は植物の分類にも大きな影響を与え、形態に基づく伝統的な分類に代わって、遺伝子の系統に基づく新分類が取り入れられつつあります。

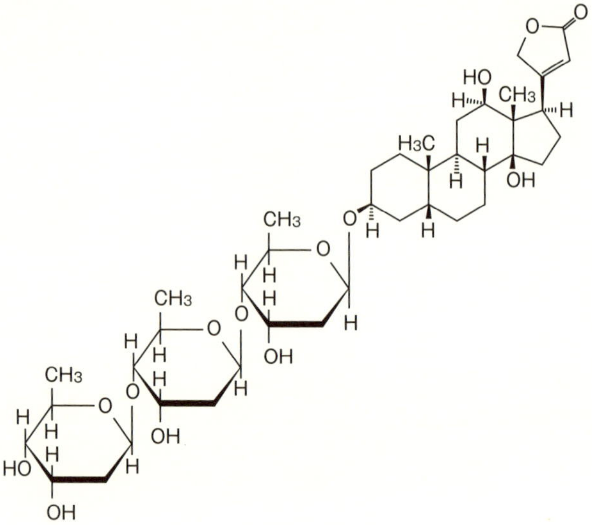

図 1-2　ジゴキシン

また、地中海地方や東ヨーロッパあたりが原産の**ケシ**（*Papaver somniferum*、図 1-3）の実からは、アヘンが採れます。ケシは、紀元前 3000 年以前にメソポタミアなどですでに薬草として栽培されていたようです。1804 年、ドイツの薬剤師**ゼルチュルナー**（Friedrich Sertürner、1783～1841 年）は、アヘンから有効成分だけを取り出すことに初めて成功しました。この成分こそ、強力な鎮痛薬（痛み止めの薬）として現在も広く用いられている**モルヒネ**（図 1-4）です。モルヒネは、植物から純粋な形で取り出された世界初の薬物となりました。その後、今では主に鎮咳薬（咳止め）として用いられているコデインやパパベリン、ノスカピンなども、アヘンから抽出されました。

漢方薬によく用いられる**マオウ**（*Ephedra sinica*）からは、**長井長義**（1845～1929 年）により、交感神経の緊張を高める作用がある**エフェドリン**（図 1-5）が抽出されました。これを少し変えたメチルエフェドリンは、気管支拡張薬（気管支を拡げて呼吸を楽にする薬）として今でもかぜ薬にしばしば含まれています。

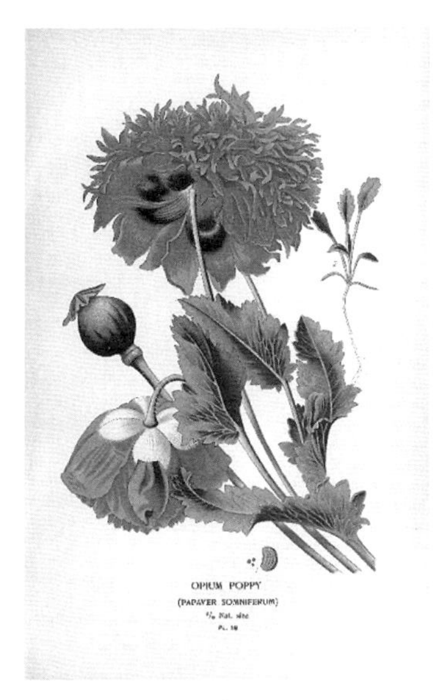

図１－３　ケシ
正山征洋九州大学名誉教授のボタニカルアート・コレクションより。

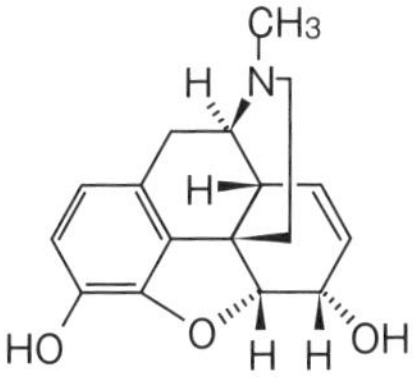

図１－４　モルヒネ

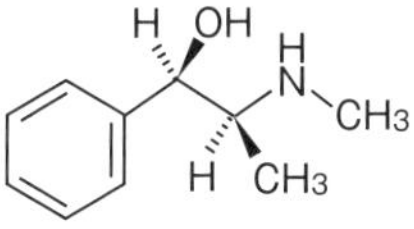

図１－５　エフェドリン

植物、菌類（カビやキノコなど）、細菌、ときには動物や鉱物など、天然資源に由来する薬物は他にもたくさんあります（表1-1）。これらは天然物質そのものか、または、使いやすくするため天然物質を多少作りかえた物質です。天然物質の構造や性質を少しでも利用してつくられた薬まで含めると、現在市販されている医薬品の、じつに80%以上が自然界にルーツを有するといわれています。言いかえると、ほとんどの薬は、もとをたどれば何らかの天然資源（生物や鉱物など）

表1-1　天然資源に由来する薬物

基　原※	薬　物	薬　効
イチイ（イチイ科）	パクリタキセル	抗がん薬
マオウ（マオウ科）	エフェドリン	交感神経興奮薬
マツユキソウ（ヒガンバナ科）	ガランタミン	コリンエステラーゼ阻害薬
イヌサフラン（ユリ科）	コルヒチン	痛風発作治療薬
ヤナギ（ヤナギ科）	アスピリン	解熱鎮痛薬、抗血小板薬
ケシ（ケシ科）	モルヒネ	鎮痛薬
	コデイン、パパベリン、ノスカピン	鎮咳薬、止瀉薬
カラバルマメ（マメ科）	フィゾスチグミン	コリンエステラーゼ阻害薬
ヤボランジ（ミカン科）	ピロカルピン	コリン作動薬
キハダ（ミカン科）	ベルベリン	止瀉薬
コーヒーノキ（アカネ科）	カフェイン	中枢興奮薬
コカノキ（コカノキ科）	コカイン	局所麻酔薬
インドジャボク（キョウチクトウ科）	レセルピン	降圧薬
ニチニチソウ（キョウチクトウ科）	ビンクリスチン、ビンブラスチン	抗がん薬
ハシリドコロ（ナス科）	アトロピン、スコポラミン	抗コリン薬
ジギタリス（オオバコ科）	ジゴキシン、ジギトキシン	強心薬
キナノキ（アカネ科）	キニジン	抗不整脈薬
	キニーネ	抗マラリア薬
ミブヨモギ（キク科）	サントニン	駆虫薬
マクリ（フジマツモ科）	カイニン酸	駆虫薬
アオカビ属	メバスタチン	コレステロール低下薬
	ペニシリン	抗菌薬
	グリセオフルビン	抗真菌薬
アクレモニウム属	セファロスポリン	抗菌薬
バッカクキン属	エルゴタミン	片頭痛治療薬
	エルゴメトリン	子宮収縮薬
	ブロモクリプチン	パーキンソン病治療薬
ストレプトマイセス属	ストレプトマイシン	抗結核薬
	イベルメクチン	駆虫薬
サッカロポリスポラ属	エリスロマイシン	抗菌薬
ボツリヌス菌	ボツリヌストキシン	筋弛緩薬

※基原：薬が由来する天然資源のこと。

に行き着くのです。

薬の語源

「薬」という字は、病気が治って「楽になる草」だからそう書くのだろうと多くの人が思っているようですが（最近まで私もそうでしたが）、「薬」の字源には諸説あります。中国で作られた旧字の「藥」は病を手当てする草のことですが、「樂」には実は「すりつぶす」という意味があり、「藥」は「草をすりつぶして作るもの」に由来するともいわれます。「礫」や「轢」などの字に含まれる「樂」も、同じく「すりつぶす」という意味のように思われます。

一方、「くすり」という音（おん）の方は古くから日本にあり、霊的あるいは神秘的という意味の形容詞「奇（くす）し」に由来し、精神や身体を活性化したり生命を維持したりする「奇（くす）しい力」を発揮する不思議なものを意味する言葉だったようです。（ただし、「くすり」の語源は「草（くさ）」にあるとする説もあります。）

いずれにせよ、中国から伝わった「藥」という漢字を日本語の「くすり」に当てたことは、間違いなさそうです。「藥」の字は、戦後、日本では「薬」に、中国では「药」に簡略化されました。

数年前、屋久島に行って初めて知ったことですが、「屋久島」の語源は「薬島」だとする説があるそうです。日本初の世界自然遺産となった屋久島には、亜熱帯から冷温帯にいたる標高差2,000メートルに近い垂直分布と、温暖な海がもたらす大量の降水により、小さな島としては信じられないほど多種多様な生物が棲息しています。薬草もきっと豊富に採れたにちがいありません。今も島で生産されている生薬ガジュツ（莪朮）はウコンの一種で、健胃薬として用いられています。

薬と毒はどう違うか

よく「薬と毒は紙一重」といいます。では、薬と毒はどこが違うのでしょうか。紙一重の「紙」とは、いったい何なのでしょう。また、

「毒薬」といいますが、これはいったい毒なのでしょうか、薬なのでしょうか。

実は、この本を書く大きな目的のひとつは、その答を知っていただくことなのです。なぜなら、薬と毒の違いがわかれば、薬の正しい使い方も自ずと明らかになるからです。

さて、答を先に書いてしまうと、薬と毒に本質的な違いはありません。

事実、先にお話しした薬の**基原**[注3)]となった植物や菌類、微生物のつくる化合物は、一般的には毒として知られている物です。イチイの毒から抗がん薬が生まれ、ハシリドコロの毒から抗コリン薬が生まれ、ジギタリスの毒から強心薬が生まれ、バッカク菌の毒からパーキンソン病治療薬が生まれたわけで、たいていの薬草は毒草でもあるのです。

注3）一般的にはあまり使いませんが、薬のもととなった天然資源のことを専門用語で基原（きげん）と言います。

では、同じ物質がときには薬となり、ときには毒となるのはなぜなのでしょうか。

中世スイスの医師で錬金術師でもあった**パラケルスス**（Paracelsus、1493〜1541年、図1-6）の有名な言葉に、「あらゆるものは毒であり、毒性のないものなど存在しない。投与量が、毒か薬かを区別する」というのがあります。同じ物質が薬にもなれば毒にもなり、それを分けるのは投与量の違いだというのです。適量を飲むことにより薬ははじめて望ましい効果を発揮し、飲む量を間違えるとどのような薬でも毒になる、というわけです。

この言葉は、当時としては驚くほど正確に、薬と毒の本質を言い当てています。現代の知識をもってパラケルススの言葉に多少修正を加えるとすれば、毒と薬を分けるのは「用量」というより「体内の薬の濃度」といった方がより正確ですが、これについては後の章で説明しましょう。

今日、薬の製造・販売・使用は、**医薬品医療機器等法（薬機法）**[注4)]という法律で厳しく規制されています。それは、まさに、どんな薬でも使い方によって毒になるからに他なりません。なかでも、取り扱う

注4）医薬品・医薬部外品・化粧品・医療機器の品質と有効性、安全性を確保するために制定された法律は、長い間「**薬事法**」と呼ばれてきましたが、2014年に「医薬品、医療機器等の品質、有効性及び安全性の確保等に関する法律」（略称：医薬品医療機器等法または薬機法）に改称されました。

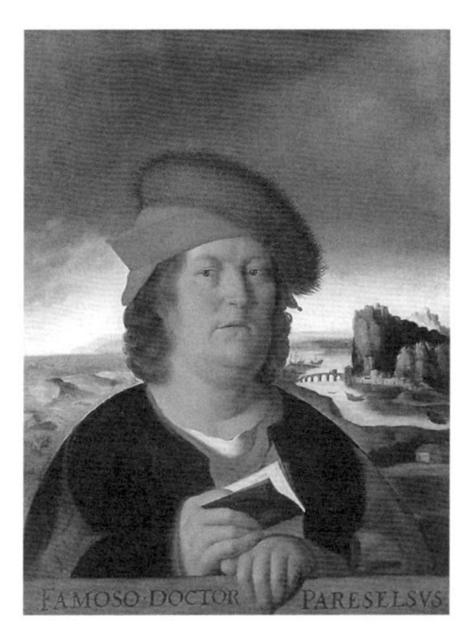

図1-6　パラケルスス

のに特に注意が必要な薬は**劇薬**、さらに危険な薬は**毒薬**に指定され、いっそう厳しい管理が義務づけられています。

薬のいろいろ

ところで、「薬」と一口に言いますが、その実体（モノとしてのありさま）は様々です。

すでにお話ししたとおり、昔の薬は純粋な物質ではなく、ほとんどが生薬でした。生薬には特定できない多数の成分が含まれており、成分の比率も一定ではありません。漢方薬の多くは複数の生薬を調合したものなので、非常にたくさんの成分の混合物ということになります。

純物質としての薬はモルヒネに始まりましたが、モルヒネも含めて、それ以後に作られた薬の大部分は、分子量が数百程度の比較的小さな化合物です。これを一般に**低分子化合物**と呼びます。ちなみに、モルヒネ（正確にはモルヒネ塩酸塩）の分子量は375.85で、水（分子量18.02）や食塩（分子量58.44）よりは大きい分子ですが、蛋白質のアルブミン（分子量約66,000）などと比べるとかなり小さな分子といえます。

低分子化合物に比べるとまだ少ないのですが、1922年に**インスリン**（血糖値を下げるホルモン）が発見されて以来、生体分子（ヒトの体内に存在する生理的な物質）そのものを医薬品として利用することが行われるようになりました。このような薬としては、インスリンや**エリスロポエチン**（赤血球を増やすホルモン）、**フィルグラスチム**（G-CSFともいい、白血球を増やすホルモン）のような**ペプチド**（アミノ酸が数個から数十個程度つながってできた物質）の他、最近では、**抗体**（リンパ球が作り、病原体などを認識して免疫に重要な役割を果たす蛋白質）を薬にすることも多くなってきました。たとえば、炎症を引き起こす**TNFα**という物質に対する抗体**インフリキシマブ**は、慢性関節リウマチの治療薬としてしばしば用いられています。このような医薬品を、生物が作った分子を製剤化したものという意味で、**生物学的製剤**と呼ぶことがあります。

一方、水や酸素、食塩、ブドウ糖などは薬と呼ぶには違和感がありますが、このようにありふれた化合物であっても、診療目的で用いられる場合は医薬品として扱われます。さらに、整腸薬としてよく用いられる乳酸菌製剤のように、生きた細菌を薬として製剤化しているものもあります。

「薬」の実体がいかに多種多彩か、理解していただけたでしょうか。

薬と食べ物はどう違うか

薬と毒に本質的な違いはない、と言いました。では、薬と食べ物ではどうでしょうか。これらにも本質的な違いはないのでしょうか。

後の章でくわしく解説しますが、大部分の薬は生体高分子（多くは蛋白質）の鍵穴のような構造にあたかも鍵のように結合して、大きな効果をもたらします。生体高分子の切所をピンポイントで突くため、ごく少量でも手品のように驚くべき効果をもたらします。「奇し（くすし）」と畏れられていたのは、このためです。

このような薬の性質は、食べ物とはまったく違います。食べ物は、体を動かすエネルギーを生んだり、体を作る材料となる物質を獲得したりするために、体外から取り入れなければならない物質です。言うまでもなく、食べ物は健康な人にも必要です。ここで重要なことは、食べ物は、不足すると空腹を感じ、食べ過ぎると満腹するので、自然に摂取量が調節されるということです。多少食べ過ぎることはあっても、ただちに命に関わることはありません。

これに対して、ブドウ糖や食塩のような一部の例外を除けば、薬はエネルギー源でも生体材料でもありません。病気でないかぎり、薬は生きるのに必須の物質ではありません。それどころか、健康な人にとっては、不要どころか毒になる危険性があります。薬は、生体高分子の構造や機能を変化させてしまいますので、健康な人が飲んだり、病気の人でも使い方を間違えたりすると、逆に健康を害する可能性があるのです。

一番問題なのは、食べ物と違って、薬には飲み足りない感覚も、飲み過ぎの感覚もないことです。健康な人には不要の物質なので、体が薬を欲するということはありませんし、逆に飲み過ぎても満腹になるわけではありません。

したがって、薬を飲むという行為は、食べ物を摂取するように本能的な行動ではなく、完全に理性的な行為だといえます。つまり、本能にまかせることはできないので、正しい用法・用量を学習してからでないと薬を飲んではいけないのです。

ところで、多くの薬は苦い味がしますが、これは一種の警告ではないかと思います。つまり、食べ物ではないものを食べようとしていることを、体が警告しているのです。口に入れようとしているものは毒である可能性があることを、苦みで教えているのです。

最近、**口腔内崩壊錠**（OD 錠）と呼ばれる、口の中で溶けて甘い味のする製剤が増えてきました。これらは、たしかに大人にとっては飲みやすくていいのですが、小さな子どもがお菓子と間違えて飲まないように、手の届かないところにきちんと管理しなければいけません。食べ物と間違えてしまうほど薬を甘くしたり美味しくしたりするのは、安全上避けるべきだと思います。

カタカナばかりで覚えにくいのですが？

第2章

薬の名前

極めて多種類の薬が販売されている今日では、人から人へ薬の名前を正確に伝えるのは医療事故を防ぐ上で非常に大切です。ところが薬の名前は複雑で、状況によっていろいろな名前で呼ばれており、医療の現場でもしばしば混乱が生じています。薬がどのように名付けられているのか理解することは、現代医療の問題点を知るためにぜひ必要です。

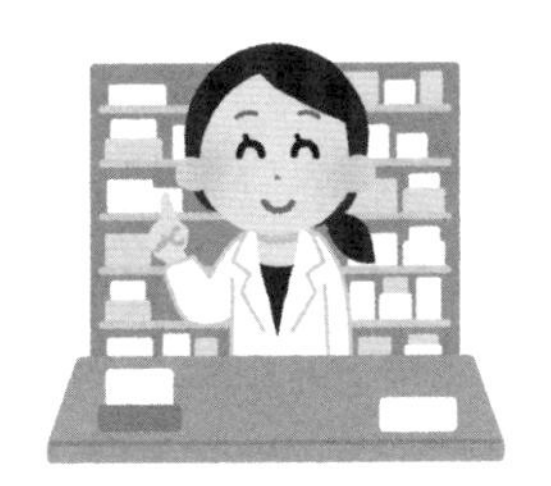

薬には3つの呼び方がある

現在、日本では、医師や薬剤師ですら全てを覚えておくことはまず不可能といえるほど、数多くの医薬品が販売されています。学生のみなさんにとって名前を覚えることのできる薬はかなり限られると思いますが、なくてはならない基本的な薬の名前ぐらいは覚えておくべきです。また、あなたが患者さんなら、自分が飲んでいる薬の名前ぐらいは覚えておいた方がよいと思います。

しかし、薬の名前はたいていカタカナで書かれており、覚えるのは容易ではありません。さらに面倒なことに、同じ薬にもいろいろな呼び方（複数の名前）があります。混乱を招きやすいので、ここで薬の名前について整理しておくことにしましょう。

医薬品には、有効成分の名前（成分名、薬物名）と、販売されている製品の名前（商品名、製剤名）があり、前者には化学名と一般名があります。つまり、同じ医薬品でも、**化学名**と**一般名**と**商品名**の3つの呼び方があるわけです。さらにややこしいことに、少々古い薬であれば後発品（後述）が作られることが多く、それらには先発品（後述）の商品名とは異なる商品名が付けられます。

これだけではわかりにくいと思いますので、よく使われているコレステロール低下薬を例として、具体的に説明しましょう。表2-1を見てください。

一番上に書いた「Monosodium (3R, 5R)-3, 5-dihydroxy-……heptanoate」という非常に長い**化学名**は、有効成分の化学構造を有機化学の命名法に従って正確に表したもので、これを見れば薬物の構造式（たいてい「亀の甲」がいくつも連なっている）を書くことができます（この薬の構造式は、第4章の図4-1に示しています）。これは最も学問的でいかめしい名前ですが、医師や薬剤師も含めてふつうの人は、こんな寿限無（じゅげむ）のように長く複雑な名前を覚えられるはずはありません。

化学名はいわば薬の“フルネーム”ですが、長すぎて実用的ではないため、代わりにひとことで呼べる“ニックネーム”が付けられま

表2-1　薬の名称

分類		例
成分名（薬物名）	化学名	Monosodium (3R,5R) -3,5-dihydroxy-7 {- (1S,2S,6S,8S,8aR)-6-hydroxy-2-methyl-8 [-(2S)-2-methylbutanoyloxy] -1,2,6,7,8,8a-hexahydronaphthalen-1-yl} heptanoate
	一般名	プラバスタチンナトリウム（Pravastatin Sodium）
商品名（製剤名）	先発品名	メバロチン（Mevalotin）
	後発品名	プラバスタチンNa塩、プラバスタチンNa、プラバチン、プラバピーク、プラバメイト、プラメバン、プロバチン、マイバスタン、メバトルテ、メバリッチ、メバリリン、メバレクト、メバン、リダックM、アルセチン、コレリット、タツプラミン……など多数

す。これが**一般名**で、この薬の場合、**プラバスタチンナトリウム**がそれです。ただし、「ナトリウム」は塩(えん)の名前なので、実質的には**プラバスタチン**だけで構いません。一般名は、ニックネームとはいえ、世界保健機関（WHO）に登録された世界共通の立派な名前です。

一般名の付け方は、ある程度系統立っています。化学構造や効き目が似ている薬には共通の**語幹**(ステム)を与えることが多いため、類縁の薬は似た名前になります。例に挙げたプラバスタチンと似た薬には、**アトルバスタチン**、**ピタバスタチン**、**ロスバスタチン**など、共通して**バスタチン** vastatin という語幹を持つ名前が付いています。この語幹が決められた理由は明らかにされていませんが、コレステロールのもととなるメバロン酸の合成を阻害するのがこれらの薬の作用機序なので、メバロン酸 mevalonate の「va」と、鎮めるという意味の「stat-」、化学物質の語尾によく用いる「-in」を合成したのではないかと考えられます[注1]。

よく知られた語幹のいくつかを表2-2に示しますが、この他にも語幹の種類はたくさんあります。このように、一般名を見れば、たとえ初めて出合う薬であっても、どのような薬なのか語幹から想像できることが多いのです。

注1）ひょっとすると、「血管が（vascular）落ち着いた（static）状態をもたらす化合物（-in）」という意味を込めたのではないかとも想像します（が、根拠はありません）。

表2-2　一般名の語幹

ステム	定義	例
-azepam　-(ア)ゼパム	ベンゾジアゼピン系抗不安薬・催眠鎮静薬	ロラゼパム、ジアゼパム、クアゼパム
-azosin　-(ア)ゾシン	α_1アドレナリン受容体拮抗薬	プラゾシン、ドキサゾシン
cef-　セフ-	セフェム系抗生物質	セファゾリン、セフタジジム、セフカペン
-coxib　-コキシブ	COX2阻害薬	セレコキシブ、ロフェコキシブ
-dipine　-ジピン	ジヒドロピリジン系カルシウムチャネル遮断薬	ニフェジピン、ベニジピン、アムロジピン
-erg-　-(エ)ルゴ-	麦角アルカロイド誘導体	エルゴタミン、エルゴメトリン、ペルゴリド、カベルゴリン
gli-　グリ-	血糖降下薬	グリベンクラミド、グリクラジド、グリメピリド
-mycin　-マイシン	ストレプトマイセス属抗生物質	ストレプトマイシン、クラリスロマイシン、リンコマイシン
-olol　-(オ)ロール	βアドレナリン受容体拮抗薬	プロプラノロール、アテノロール、ビソプロロール
-oxacin -(オ)キサシン	フルオロキノロン系抗菌薬	ノルフロキサシン、レボフロキサシン、シプロフロキサシン
-parin　-パリン	ヘパリン誘導体	ヘパリン、ダルテパリン、エノキサパリン
-prazole　-プラゾール	プロトンポンプ阻害薬	オメプラゾール、ランソプラゾール、ラベプラゾール
-pril　-プリル	アンギオテンシン変換酵素阻害薬	エナラプリル、テモカプリル、リシノプリル
-profen　-プロフェン	解熱鎮痛薬	イブプロフェン、フルルビプロフェン、ロキソプロフェン
-sartan　-サルタン	アンギオテンシン受容体拮抗薬	カンデサルタン（シレキセチル）、ロサルタン、バルサルタン
-terol　-テロール	β_2アドレナリン受容体作動薬	ホルモテロール、プロカテロール、サルメテロール
-vastatin　-バスタチン	HMG-CoA還元酵素阻害薬	プラバスタチン、アトルバスタチン、ピタバスタチン
-vir　-ビル	抗ウイルス薬	アシクロビル、オセルタミビル

では次に**商品名**を見てみましょう。

商品名は、その薬の開発者（製薬会社など）が自由に付けることのできる商標としての名前です。化学名や一般名と違って、有効成分の名前ではなく、工業製品としての薬の名称です。当然ながら会社は薬を売りたいので、医師や患者が覚えやすそうな語呂のいい名前を付けようとします。表2-1に示すように、プラバスタチンの製剤を最初に開発した三共株式会社（現第一三共株式会社）は、この薬を「メバロチン」と命名しました。プラバスタチンはメバロン酸の合成を阻害するため、メバロン酸の「メバロ」とプラバスタチンの「チン」を合わせたのではないかと思います。

商品名は、覚えやすいという意味ではいいのですが、名付け方が系統立っていないため、どのような有効成分を含んでいるのか、どのような作用の薬なのか、商品名から想像するのは一般に困難です。たとえば、メバロチン、リピトール、リバロ、クレストールと聞いても、これらが類似の薬だということをふつうの人はわかりません。しかし一般名でいうと、これらは、前述したプラバスタチン、アトルバスタチン、ピタバスタチン、ロスバスタチンであり、共通の語幹「バスタチン」があるため類似薬とわかるのです。

メバロチンのように世界で最初に開発された製剤を**先発医薬品**（あるいは単に**先発品**）といい、しばらくは特許権によって他社の製造・販売を許しません。しかし先発品の特許が切れると、ほかの会社が**後発医薬品**（**後発品**）を売り出す可能性があります。よく使われている薬ほどたくさんの会社が参入します。しかし、有効成分は同じでも、製造者が違えば剤形は異なりますので、それぞれに商標が付けられ、表2-1に示すように多数の新しい商品名が生まれます。中には「プラバスタチンナトリウム」という一般名をほぼそのまま後発品の商品名としたものもありますね。これならわかりやすいのですが、何の薬なのかまったく想像できない商品名もたくさんあります。

後発品には、このように商品名が多数存在する可能性がありますので、混乱を避けるため、また、そもそも覚えきれないため、一般名

（ジェネリック・ネーム）を用いて処方されることがしばしばあります。そのため、後発品のことを俗に**ジェネリック医薬品**と呼ぶことがありますが、「ジェネリック」の本来の意味からするとこれは奇異な呼び方です。なぜなら、そうすると「メバトルテはプラバスタチンのジェネリック（医薬品）」という言い方が正しいことになってしまいますが、本当は「メバトルテのジェネリック（ネーム）がプラバスタチン」なのですから（ややこしくてすみません）。

名前の混乱が医療過誤を引き起こす

私たちのように薬の研究や教育にたずさわっている者は成分名（一般名、時に化学名）を用いることが多いのですが、医療の現場では成分名より商品名の方が昔から広く用いられてきました。これには、実際的という利点がある一方、問題もあります。

たとえば、まったく異なる薬物なのに大変よく似た紛らわしい商品名が付けられることがあり、薬を取り違える医療過誤の原因となることがあります（表2-3）。

たとえば、アルマールという降圧薬とアマリールという血糖降下薬の取り違えや、サクシゾンというステロイド薬とサクシンという筋弛緩薬の取り違えにより、患者さんが意識不明の重体になったり、死亡したりという医療事故が過去に起こっています。一般名でいうと、アルマールはアロチノロール、アマリールはグリメピリドで、まったく似ていませんし、サクシゾンはヒドロコルチゾンコハク酸エステル、サクシンはスキサメトニウムで、やはりまったく似ていません。

それでも、先発品の商品名は普通１つか２つしかないので、先発品しか存在しない場合は、大きな混乱が生じることは多くはないでしょう。しかし、後発品が続々と販売されるようになると、覚えていられないほど数多くの商品名が医療の現場に氾濫します。そうなると、患者さんに処方されている薬を完全に把握するのは、医師でさえ容易でなくなります。

たとえば、他の病院ですでに処方されている薬と同一成分を含む薬

表2−3　紛らわしい商品名

商　品　名	一般名（薬効分類）
アルマール vs. アマリール	アロチノロール vs. グリメピリド （降圧薬）　　　（血糖降下薬）
アレロック vs. アロテック	オロパタジン vs. オルシプレナリン （抗アレルギー薬）（気管支拡張薬）
ウテメリン vs. メテナリン	リトドリン vs. メチルエルゴメトリン （子宮弛緩薬）（子宮収縮薬）
エクセラーゼ vs. エクセグラン	消化酵素合剤 vs. ゾニザミド （消化薬）　　　（抗てんかん薬）
サクシゾン vs. サクシン	ヒドロコルチゾン vs. スキサメトニウム （ステロイド薬）　　（筋弛緩薬）
セパゾン vs. セフゾン	クロキサゾラム vs. セフジニル （抗不安薬）　　　（抗菌薬）
トフラニール vs. フトラフール	イミプラミン vs. テガフール （抗うつ薬）　　（抗がん薬）
ノルバスク vs. ノルバデックス	アムロジピン vs. タモキシフェン （降圧薬）　　　（抗がん薬）
バイロテンシン vs. オイテンシン	ニトレンジピン vs. フロセミド （降圧薬）　　　（利尿薬）
メイロン vs. メチロン	炭酸水素ナトリウム vs. スルピリン （アシドーシス治療薬）（解熱薬）

や類似成分を含む薬を、知らずに重複処方するという誤りが増えるでしょう。あるいは、他の病院で処方された薬と好ましくない相互作用をする薬を誤って処方し、副作用被害が出たり、薬の効き目が悪くなったりする可能性があります（第９章「薬と薬の相互作用」）。

これに対して一般名は、１つの薬には１つの名前しかないこと、語幹によってある程度系統立っていることから、過誤が生じにくいといえます。医師をはじめ薬を扱う医療関係者は、一般名をよく知っておくべきです。また、あなたが患者さんなら、処方されている薬の一般名を医師に確認し、メモしておきましょう。一般名なら世界中どこへ行っても通じます（ただし、一般名だけでは薬の剤形を表すことはできません。あなたにとって特定の剤形が必要な場合は、これを指定する必要があります)。

薬の名前の取り違えは医療過誤のもとなので、商品名には一般名を併記するとか（少なくとも、処方が電子化されれば簡単にできるはずです)、後発品の商品名は必ず一般名を含む名前を付けさせるなど、改善が必要です。

配合剤の功罪

さらに、最近急速に増えている**配合剤**が、これまで述べてきた名前の混乱に拍車をかけています。配合剤（あるいは単に**合剤**ともいう）とは、複数の有効成分を決められた量ずつ含む製剤のことです。

ある種の配合剤には、配合剤でなければならない必然的な理由があります。その代表は、パーキンソン病の治療に用いるレボドパと芳香族アミノ酸脱炭酸酵素阻害薬の配合剤です（これについては、第9章「薬と薬の相互作用」で詳しく説明します)。このように薬を併用しなければならない明確な理由があれば、配合剤を積極的に作るべきでしょう。

みなさんにとって一番身近な配合剤は、いわゆるかぜ薬（総合感冒薬）ではないでしょうか。かぜ薬の中には、解熱鎮痛薬や抗ヒスタミン薬、鎮咳薬、去痰薬、気管支拡張薬など、多数の有効成分が決められた量ずつ含まれています。それぞれの成分を別々に処方するのが手間なのでひとまとめにしているのです。したがって不必要な薬も一緒に飲んでしまう可能性があり、副作用を避けるためには理想的なやり方とは言えませんが、医師にとっても患者さんにとってもたしかに便利ではあります。

ところが最近では、必然的な理由もなく、また特段便利でもない配合剤が、主に生活習慣病の薬で増えつつあります。単に同時に飲む患者が多いという理由だけで、次々と新しい配合剤が発売されているのです（表2-4)。

なぜこんなことになったのか。製薬会社は「患者さんの利便性を増すため」と言いますが、第一の理由は、**単剤**（1種類の有効成分しか

表2－4　生活習慣病の配合剤

分	類	商品名（社名）	配合成分
降圧薬＋降圧薬	ARB*＋利尿薬	エカード （武田）	カンデサルタンシレキセチル ヒドロクロロチアジド
		プレミネント （MSD）	ロサルタン ヒドロクロロチアジド
		コディオ （ノバルティス）	バルサルタン ヒドロクロロチアジド
		ミコンビ （アステラス）	テルミサルタン ヒドロクロロチアジド
		イルトラ （塩野義）	イルベサルタン トリクロルメチアジド
	ARB＋CCB*	ユニシア （武田）	カンデサルタンシレキセチル アムロジピン
		エックスフォージ （ノバルティス）	バルサルタン アムロジピン
		ミカムロ （アステラス）	テルミサルタン アムロジピン
		レザルタス （第一三共）	オルメサルタンメドキソミル アムロジピン
		アイミクス （大日本住友）	イルベサルタン アムロジピン
		アテディオ （味の素）	バルサルタン シルニジピン
		ザクラス （武田）	アジルサルタン アムロジピン
降圧薬＋コレステロール低下薬		カデュエット （ファイザー）	アムロジピン アトルバスタチン
血糖降下薬＋血糖降下薬		メタクト （武田）	メトホルミン ピオグリタゾン
		ソニアス （武田）	グリメピリド ピオグリタゾン
		リオベル （武田）	アログリプチン ピオグリタゾン
		グルベス （武田）	ミチグリニド ボグリボース
		エクメット （ノバルティス）	ビルダグリプチン メトホルミン
抗血小板薬＋抗血小板薬		コンプラビン （サノフィ）	アスピリン クロピドグレル

＊ARB：アンギオテンシン受容体拮抗薬、CCB：カルシウムチャネル遮断薬

含まないふつうの薬）の特許が切れて売り上げが減ることを防ぐため、配合剤として新たな特許を獲得して売り上げを伸ばしたいということ、つまりは企業戦略なのですね。

それでも、患者にとって便利ならいいではないか、と言われそうですね。

たしかに、同時に処方されることの多い薬を配合した製剤を作れば、これまで2錠飲まなければならなかったのが1錠ですむのですから、処方がシンプルになり、飲み忘れが（たぶん）減り、経済的負担も（若干）減るようなので、それらの点では悪くはありません。ただ、それらの利点を加算してもなお埋め合わせのできない欠点が配合剤にはあります。

というのは、配合剤の場合、処方箋には製剤名（商品名）だけが記されており、含まれている成分まで書かれているわけではありません。ただでさえ成分名をろくに知らない医師がたくさんいるというのに、配合剤が増えると、中に何が含まれているのか知らないまま処方したり、他の医師から配合剤を処方されている患者を診るとき、含有成分を確かめるのを怠ったりする医師がきっと（数多く）いるでしょう。その結果、類似薬を重ねて処方したり、併用するべきでない薬を処方したり、副作用に気づかなかったり、といった誤りが必ず起こるにちがいありません。

もっとも、両成分とも降圧薬であればそれほど危険性が高いとは思えませんが、血糖降下薬同士の配合剤や、降圧薬とコレステロール低下薬の配合剤となると、あきらかに利点よりリスクの方が大きいと思います。……と思っていたら、なんと抗血小板薬同士（アスピリンとクロピドグレル）の配合剤が発売されました。事故が起こらないことを祈るばかりです。

病気は薬で治せるのですか？

第3章

薬物治療とは

一口に薬物治療といいますが、薬を使って我々は何をしようとしているのでしょうか。はたして薬は病気を治せるのでしょうか、あるいは単に症状を軽くするだけなのでしょうか。それは、病気や薬の性質によってまったく違います。本章では、薬物治療の目的を整理し、薬を用いて病気とたたかう基本戦略について簡単にご説明しましょう。

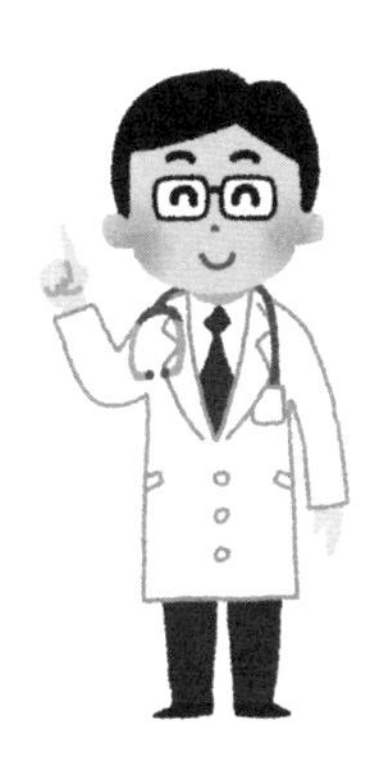

薬は何のためにあるのか

あなたが患者さんなら、何のために病院に行くのでしょうか。面白いから行く、楽しいから行くという人はまずいないでしょう。ほんとうは行きたくないけれど、行かないともっと苦しいから、行かないと心配だからという人がほとんどです。薬についても同じで、おいしいから飲む、好きだから注射するという人はいません（……いては困ります）。

では薬は何のために使うのか、ちょっと考えてみることにしましょう。

定期的な健康診断を受けるのが普通となった今日では、症状がない早期の段階で病気が見つかることが多くなりました。また、検査結果から、将来病気になりやすいかどうかをある程度予測できるようになりました。そのような人には、今は症状がなくても将来発症する病気の**予防**が勧められることでしょう。

もし、すでに何らかの症状が現れていれば、医師は患者さんの訴えを聞き、診察や検査をして病気かどうかを**診断**し、病気であれば**治療**するでしょう。

これら予防と診断と治療（これら３つをまとめて**診療**といいます）のいずれにおいても、いろいろな医薬品が用いられており、それぞれ**予防薬**、**診断薬**、**治療薬**といいます（表3-1）。

予防薬、診断薬、治療薬とは

まず**予防薬**は、発病が予測される病気や、しばしば起こる症状を未

表３－１　目的による薬の分類

分類			例
医薬品	予防薬		ワクチン、抗てんかん薬など
	診断薬		インドシアニングリーン、造影剤など
	治療薬	対症療法薬	解熱鎮痛薬、催眠薬、制吐薬など
		補充療法薬	ホルモン製剤、ビタミン製剤など
		根治療法薬	感染症治療薬、抗がん薬など

然に防ぐために用いる薬です。以前は、感染症を予防するワクチンや、痙攣発作を予防するてんかんの薬など、急性または発作性の病気に対する薬が主でした。しかし、近年は、生活習慣病のような慢性疾患が増え、何年も後に発症する障害を予防するため、長期にわたって薬を投与する場合が極めて多くなってきました。血圧を下げる薬（降圧薬）やコレステロールを下げる薬（脂質異常症治療薬）、血を固まりにくくする薬（抗血栓薬）などが代表的です。これらは治療薬という側面も持っていますが、将来起こると予測される血管障害（心筋梗塞や脳卒中など）を予防するため、長期にわたって用いることが大変多くなっています。

次に**診断薬**は、病気を診断するため、主に臨床検査で用いられる薬です。たとえば、糖尿病の診断に用いるグルコース（ブドウ糖）溶液、肝機能を測定するために用いるインドシアニングリーン（ICG）、X 線検査に用いる造影剤などありますが、みなさんの目に触れる機会はそれほど多くはないでしょう。

最後に**治療薬**は、すでに発症した病気を改善するために用いる薬です。非常に多くの薬がありますが、目的別に整理すると、治療薬はさらに**対症療法薬**、**補充療法薬**、**根治療法薬**（または**原因療法薬**）の３グループに分けることができます。

治療薬で病気がなおせるか

対症療法薬は、病気の原因を取り除くことはできませんが、病気によって起きる症状を軽くする薬で、解熱薬（熱さまし）、鎮痛薬（痛み止め）、鎮咳薬（咳止め）、制吐薬（吐き気止め）、止瀉薬（下痢止め）などがこれに当たります。先ほどは予防薬に分類しましたが、生活習慣病の薬（降圧薬、脂質異常症治療薬、抗血栓薬など）をここに含めることもできます。

補充療法薬は、ホルモンやビタミンなど体内で必要な物質が欠乏しているために発症した病気に対して、欠乏している物質（あるいは、それを多少変化させて使いやすくしたもの）を薬として投与するものです。1型糖尿病に対するインスリンの注射や、鉄欠乏性貧血に対する鉄の補充などが典型例です。

根治療法薬は、病気の原因そのものを除くことができる薬を意味します。原因がなくなるのですから病気は完治し、いったん完治したらそれ以後の治療は基本的には必要ありません。冒頭の質問「病気は薬で治せるのか」に対してはっきり「イエス」と答えることのできる薬であり、いわば理想的な薬です。ただ残念ながら、そのような薬は多くはありません。

このグループに属するのは主に感染症の治療薬です。感染症は病原体が原因で起こりますので、病原体を排除できれば完治が望めます。悪性腫瘍（がん）の治療薬（抗がん薬）も、目指すところは同じく完治です。現在、それに成功している悪性腫瘍も一部にはありますが、薬だけで完治に至ることは少なく、大部分は手術療法の補助として、あるいは延命を目的に使われています。なお、感染症にしても悪性腫瘍にしても、個体の免疫力なしに薬だけで原因を排除することは極めて難しいといえます。

このように、多くの薬は、発症を予防したり、症状を軽くしたり、延命効果を得たりするために用いますが、単独で病気を完治させることのできる薬はほんの一部にすぎません。

薬の標的

ほとんどの薬には標的（作用点）となる分子があります。特定の分子に作用することができるために、薬は特定の効果をもたらすことができるのです（第4章「薬の作用メカニズム」）。

薬の作用点は、多くの場合、患者自身の体に属する生体高分子（蛋白質や核酸など）ですが、感染症の治療薬はふつう病原体の分子を標的とし、抗がん薬の多くはがん細胞の分子を標的とします。薬の作用点が、患者の体にあるのか、病原体にあるのか、がん細胞にあるのかによって、薬物治療の基本戦略は異なります。

まず、患者自身の体に作用する薬は、細胞の働きや臓器の働きを変化させることによって病状を改善しようとする薬です。当然ながら、人体に大きな傷害を与える物質は薬として使えません。薬の効果をもっとも大きくし、副作用をなるべく小さくしようとすると、標的とする分子だけに作用し、それ以外の分子には作用しない薬が望まれます。なぜなら、標的分子以外への作用が副作用だからです（第６章「有害反応」)。また、たとえ標的分子以外に作用しない薬があったとしても、その標的分子が体のいたる所にあるとすれば副作用を生みます。そこで、薬を作用させたい細胞や臓器だけにしか存在しない分子が薬の標的としてもっとも望ましいといえます。そのようなわけで、ホルモンや神経伝達物質の受容体や、細胞固有の働きを担う酵素などが、もっとも薬の標的になりやすい分子です（第４章「薬の作用メカニズム」)。

では、病原体を標的とする薬を考えてみましょう。病原体（ウイルスや細菌など）による感染症の薬物治療戦略は、原理的には単純です。病原体は、患者とは似ても似つかない、まったく別の個体です（ウイルスなら、個体ではなく「粒子」というべきかもしれませんが)。したがって、人体に存在しない病原体特有の分子を標的とし、人体には毒とはならないが病原体に対しては毒になるというような物質があれば、患者の体に被害を及ぼすことなく病原体のみ排除することができそうです。人体への毒性に比べて病原体への毒性が高いほど、**選択毒性**が高いといいます。しかしながら、たとえそのような薬でも、実際には副作用があります。たとえば、抗菌薬に特有の副作用として、正常細菌叢を破壊することによる**菌交代症**があります。第６章「有害反応」表6-2に示す偽膜性大腸炎はその代表です。

やっかいなのは、がん細胞です。がん細胞は患者さん自身の細胞から生じますが、遺伝子に変異があるため、患者さん自身の細胞とは異なっています（がんのことを**悪性新生物**と呼ぶことがあるのはこのためです)。患者にとって自己でもなく、とはいえ非自己というには自己細胞に似すぎている、この曖昧さこそがんが悪性たるゆえんなのです。

これまでの抗がん薬の大部分は、がん細胞を殺して排除する薬です。つまり、病原体に対する治療戦略と同じ方法をとってきました。しかし、がん細胞は自己の細胞にかなり似ているため、がん細胞を殺す薬は自己の細胞にも害を及ぼすことが多いのです。抗がん薬に副作用がほぼ必発するのは、このためです。ただ、最近では、正常細胞への毒性をできるだけ小さくするため、がん細胞と正常細胞で異なっている分子をピンポイントで狙い撃ちする薬（**分子標的薬**）が次々と開発されています。

少々古い言い方ですが、薬物を用いて病原体やがん細胞に傷害を与えたり、殺したりする治療法のことを**化学療法**ということがあります。薬物の毒性によって病原体やがん細胞を傷害する治療法なので、人体の正常細胞に作用する一般の薬物治療と区別してこう呼んでいます。

薬はなぜ効くのですか？

第４章

薬の作用メカニズム

おまじないとは違って、薬の効果には科学的な理由があります。大部分の薬は人体と相互作用を起こし、体の状態を望ましい方向へ変化させます。あるいは、病原体やがん細胞に作用して、これらに傷害を与えたり死滅させたりします。専門的になりがちな話ですが、薬がなぜ効くのか、できるだけわかりやすい言葉で説明したいと思います。

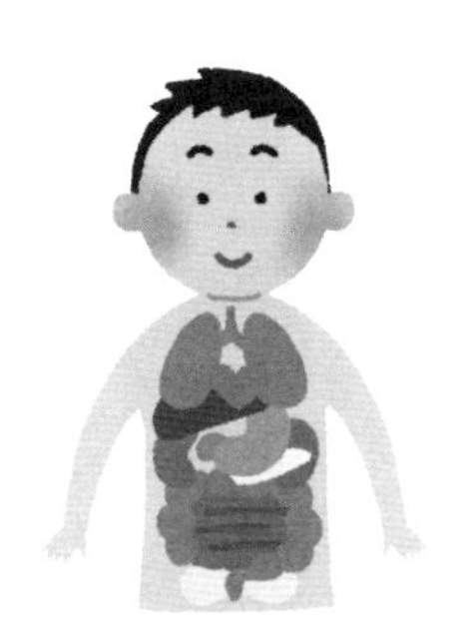

薬は標的分子に結合する

病気の苦しみから逃れるため、昔から人々はあらゆる手段を試みてきました。一部の薬草など明白な根拠のある治療法もありましたが、単なる迷信に過ぎないものもたくさんありました。現代でも、「代替医療」などという科学的根拠のほとんどない方法を信じて大金をつぎ込んでいる人たちがいますが、「ホメオパシー」や「手当て療法」などに有効性の根拠はまったくありません。

これに対して、薬物治療の大部分には科学的根拠があります。たしかに、伝統的な薬のなかには明確な根拠がないまま使われているものもあります。しかし、少なくとも新しい薬は、有効だという証拠がないかぎり医薬品として認められることはありません。

では、薬はなぜ効くのでしょうか。

薬は、体（からだ）（正確にいうと、人体以外に病原体も含む）のどこかに働きかけ、体に物理・化学的な変化を起こすことによって**薬効**（薬に求められている効果）をもたらします。この、薬が体に働きかけて変化をもたらすことを**薬理作用**といいます。

薬理作用と近い意味ですが、**薬力学**という言葉や**薬物感受性**という言葉もよく使われます。薬理作用という言葉が生化学的なメカニズムに重きを置くのに対し、薬力学という言葉は、薬の濃度と薬の効果の大きさとの定量的関係を表す時に使われることが多く、薬物感受性という言葉は、人体の薬への応答性を表す時によく用いられます。

大部分の薬は分子量が数百の比較的小さな化合物（**低分子化合物**）で、一部の例外を除けば、体の中のある特定の分子（**標的分子**）に働きかけて薬効をもたらします。標的分子の多くは蛋白質など分子量の大きな生体分子（**生体高分子**）です。小さな化合物が、大きな生体分子の特定の場所に作用し、体の調子を望ましい方向に導くのです。

なぜそのようなことが起きるのかというと、薬と生体分子とが物理化学的な力で結合するためです。この物理化学的な結合には、**イオン結合**、**水素結合**、**疎水性結合**、**van der Waals（ファンデルワールス）結合**、**共有結合**など、いろいろなタイプがあります。薬は、生体分子に結合することで、その構造を変えたり、機能を変えたりすることができるのです。共有結合は不可逆的な結合（いったんくっつくと離れることができない結合）ですが、その他の結合は可逆的（くっついたり離れたりできる結合）で、後者の方が一般的です。

ファーマコフォア

薬と標的分子が結合するには、薬の構造が結合に適した形になっている必要があります。薬の構造と薬理作用の間には密接な関係があり、構造が似ている薬は同じような薬理作用を示しやすいといえます。これを**構造活性相関**といい、薬の構造から薬効を予測するのに役立ちます。特に、蛋白質などと結合して薬理作用を示すのに絶対に必要とされる特定部位のことを**ファーマコフォア** pharmacophore といいます。一般に、共通の薬効を示す薬は共通のファーマコフォアを持っています。

第２章で例に挙げたコレステロール低下薬（正確には HMG-CoA 還元酵素阻害薬といいます）の構造を、図 4-1 に示します。これを見れば、ファーマコフォアが一目瞭然です。

ファーマコフォアが定まると、薬の開発が著しく加速されます。なぜなら、その部分を核として、いろいろな**誘導体**（核となる部分は同じか非常に似ており、それ以外の部分を変えた化合物）を合成できるからです。

今までにまったくなかった構造の薬をある製薬会社が開発し、その薬に高い価値があるとわかったとすると、他の会社も競って同じファーマコフォアを持つ誘導体を合成し、オリジナルの薬にはない何らかの長所を持った薬を開発しようとします。同じ語幹（ステム）を持つ名前の薬が次々に作られるのは、このためです（第２章「薬の名前」）。

標的分子のいろいろ

表 4-1 に、代表的な薬物とその標的分子を示しています。細胞外に存在する分子としては酵素や生理活性物質、細胞膜に存在する分子と

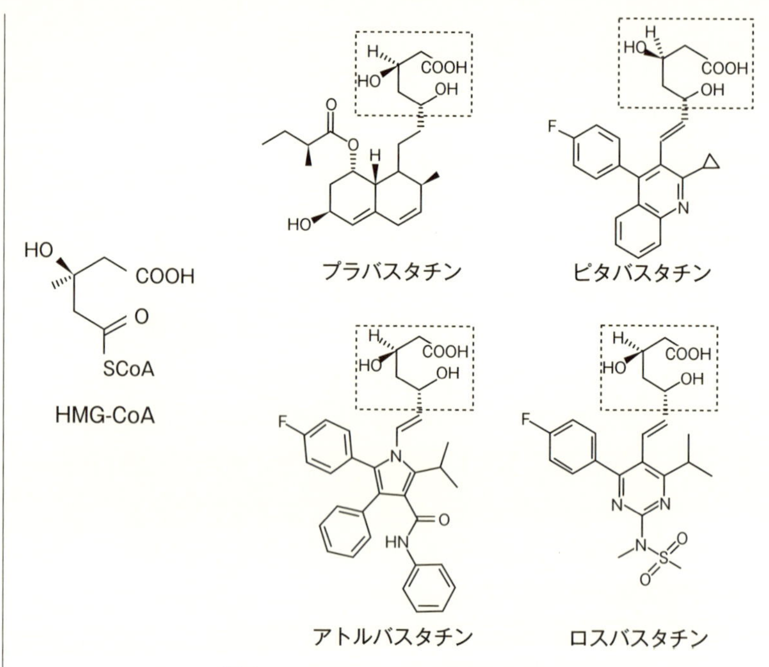

図 4－1　HMG-CoA 還元酵素阻害薬
HMG-CoA に類似した破線部分がファーマコフォアと考えられる。

しては受容体やイオンチャネル、細胞内（細胞質とミトコンドリアなどの細胞内小器官）に存在する分子としては酵素、核内に存在する分子としては核内受容体や DNA などが薬の標的になっています。感染症の薬は、ふつう、人体ではなく病原体の高分子を標的とします。

こうしてみると、どんな生体分子でも薬の標的になりそうに感じられますが、どんな分子でも薬の標的に（簡単に）できるわけではなく、実際に薬の標的となっている生体分子はごく一部にすぎません。生体分子には、薬の標的にしやすいものとしにくいものがあるのです。

生物の最小単位は細胞です。細胞は、外から様々な刺激を受け、その細胞独自の反応を示します。図 4-2 は、細胞が刺激を受けたあと反応するまでの道筋を極度に単純化したものです。典型的な場合、**リガ**

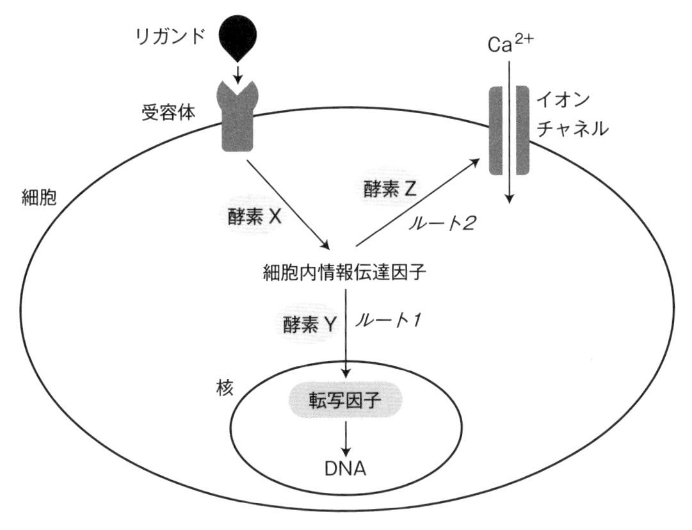

図4-2　薬のターゲット

ンド（受容体に結合して、これを活性化する物質）による刺激は、受容体→細胞内情報伝達因子→転写因子→ DNA（遺伝子）へと伝わり、遺伝子が蛋白質を作ることで細胞の機能を変化させます（ルート1)。あるいは、遺伝子を介さず、情報伝達因子がイオンチャネル（カルシウムイオンなどの通り道）を開いたりして、細胞機能を直接変化させる場合もあります（ルート2)。また、たいへん重要なことですが、このような刺激-応答システムのあらゆるプロセスで様々な酵素が働いています。

このように、刺激-応答システムに関わる生体分子を①**受容体**、②**細胞内情報伝達因子**、③**転写因子**、④**遺伝子**、⑤**酵素**、⑥**イオンチャネル**の6つに大雑把に分けてみます。受容体、転写因子、酵素、イオンチャネルの4つは蛋白質、遺伝子は核酸（DNA）ですが、細胞内情報伝達因子の実体はさまざまで、蛋白質のこともあれば低分子化合物のこともあります。

さて、薬によってこの刺激-応答システムを変化させたい場合、これらのいずれを標的とするのが妥当でしょうか。

このなかで最も薬の標的にしやすいのは、間違いなく**受容体**です。事実、今の医薬品の半分以上が受容体に作用する薬です。それはなぜかというと、受容体は、特定の細胞だけが持っている分子であることが多いためです。このため、受容体を標的とすれば、目的とする細胞だけに薬を作用させることが（少なくとも理論上は）できるのです。言い換えれば、目的とする細胞以外に薬が作用してしまう可能性が小さくなり、求められていない作用（副作用）を少なくできるからです（第6章「有害反応」）。

受容体の次に、薬の標的にしやすいのはおそらく**酵素**でしょう。酵素といってもいろいろあり、多くの細胞に共通の、細胞の生存に欠かせないような重要な酵素を標的とする薬は、副作用が出やすいため作りにくいのですが、特定の細胞だけで働く酵素や、特殊機能を担う酵素であれば、よい標的分子になる可能性があります。事実、表4-1に示すように、数多くの酵素が薬の標的になっています（○○酵素や○○アーゼという名前の分子がそれです）。

さて、その次を決めるのは難しいのですが、薬の種類の多さからいうと**遺伝子**（DNA）かもしれません。ただし、これはフェアな比較ではないかもしれません。というのは、DNAを標的とする薬のほとんどは抗がん薬（および一部の感染症治療薬）だからです。抗がん薬の多くは、DNA合成を阻害したり、DNAを変性させたりしてがん細胞を殺します。DNAは基本的にすべての細胞に存在しますので、がん細胞以外の細胞にも多かれ少なかれ毒性を示すことになり、重い副作用が頻繁に発生します。しかし、放置すれば命を脅かすがん細胞が相手なので、重い副作用があっても使わざるをえません。良性疾患（がん以外の病気）であればとても認められないような強い毒性を示す物質でも、がん細胞を殺す作用が強ければ薬として認められる可能性があるのです。

細胞内情報伝達因子や**転写因子**は、一般的にいうと薬を作るのが難しい分子です。なぜなら、多種類の細胞がこれらを共通の因子として用いていることが多いため、これらを標的とすると副作用が現れやす

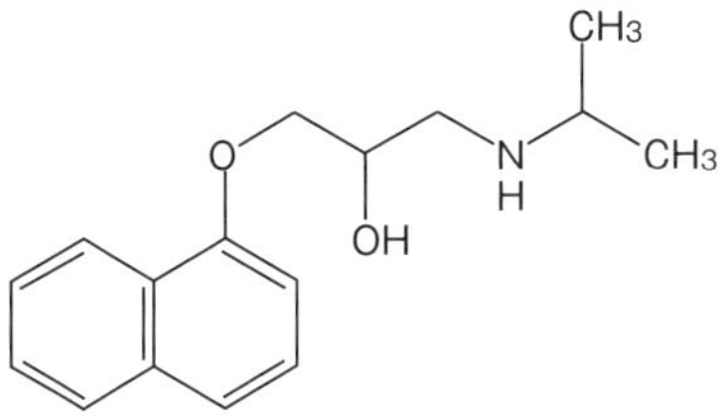

図4-3　プロプラノロール

いのです。ただし例外的に、転写因子の一部はホルモンやビタミンの受容体でもあり、このような分子に対しては多くの医薬品が開発されています。

最後に、**イオンチャネル**を標的とする薬物も数多く作られています。なかでもカルシウムチャネル遮断薬は、高血圧治療薬として現在最もよく用いられています。また、イオンチャネルではありませんが、機能がよく似ている**物質輸送体**（トランスポーター）（種々のイオンや活性アミン、低分子化合物を、細胞膜を通して運搬する蛋白質）も古くから薬の標的となってきました（表4-1）。

標的に結合したあと、何が起きるのか

薬が生体分子に結合すると、なぜ薬効が現れるのでしょうか。30〜40年ほど前までは、この質問に答えるのは容易ではありませんでした。しかし、細胞の構造と機能が分子レベルでかなりわかってきた現在では、作用機序をはっきり説明できる薬がかなり増えました。

作用機序は薬によって千差万別で一概にはいえません。しかし、それでは理解していただくのがむずかしいので、作用機序が比較的よくわかっている薬をいくつか紹介しましょう。

最初の例は、血圧を下げたり狭心症発作を防いだりする**プロプラノロール**という薬です（図4-3）。この薬の標的分子は、心筋（心臓の筋肉）にあるβアドレナリン受容体（以下、β受容体）という蛋白質分子です（図4-4）。

表４－１　薬の標的分子

局在					代表的な薬物（標的分子）
人体	生体高分子	細胞外分子			ネオスチグミン（コリンエステラーゼ） エナラプリル（アンギオテンシン変換酵素） ヘパリン（トロンビン） アルテプラーゼ（プラスミノーゲン） エタネルセプト（TNF-α）
		細胞膜分子	細胞膜受容体	G 蛋白質共役型受容体	アテノロール（β_1受容体） サルブタモール（β_2受容体） アトロピン（ムスカリン受容体） ファモチジン（H_2受容体） プラミペキソール（D_2受容体） ロサルタン（AT_1受容体） スマトリプタン（5-$HT_{1B/1D}$受容体） モルヒネ（μ受容体）
				イオンチャネル内蔵型受容体	ベクロニウム（ニコチン受容体） ジアゼパム（$GABA_A$受容体）
				1 回膜貫通型受容体	インスリンアスパルト（インスリン受容体）
			イオン輸送機構	Ca^{2+}輸送機構	ニフェジピン（L 型 Ca^{2+}チャネル） エトスクシミド（T 型 Ca^{2+}チャネル）
				Na^+輸送機構	フェニトイン（電位依存性 Na^+チャネル） ジゴキシン（Na^+, K^+-ATP アーゼ） フロセミド（$Na^+/K^+/2Cl^-$共輸送体）
				K^+輸送機構	アミオダロン（電位依存性 K^+チャネル） グリメピリド（ATP 依存性 K^+チャネル）
				H^+輸送機構	オメプラゾール（H^+, K^+-ATP アーゼ）
			その他の輸送機構		フルボキサミン（セロトニン輸送体） エゼチミブ（コレステロール輸送体）
		細胞内分子			シロスタゾール（ホスホジエステラーゼⅢ） ニトログリセリン（可溶性グアニル酸シクラーゼ） セレコキシブ（シクロオキシゲナーゼⅡ） プラバスタチン（HMG-CoA 還元酵素） リチウム（GSK-3β） ジスルフィラム（アルデヒド脱水素酵素 2） シクロスポリン（カルシニューリン） セレギリン（MAO-B）
		核内分子	転写因子／核内受容体		プレドニゾロン（糖質コルチコイド受容体） エプレレノン（電解質コルチコイド受容体） ラロキシフェン（エストロゲン受容体） レボチロキシン（甲状腺ホルモン受容体） フェノフィブラート（PPAR α） アルファカルシドール（ビタミン D 受容体）
			核酸および関連分子		シスプラチン（DNA） フルオロウラシル（チミジル酸合成酵素） パクリタキセル（チューブリン） イリノテカン（トポイソメラーゼ I）

局	在	代表的な薬物（標的分子）
人体	低分子成分	炭酸水素ナトリウム（水素イオン） エダラボン（脳内フリーラジカル） ジメルカプロール（重金属イオン） ポリスチレンスルホン酸カルシウム（腸管内カリウムイオン） コレスチミド（腸内胆汁酸） 球形吸着炭（腸内尿毒素）
病原体		ベンジルペニシリン（細菌のペプチドグリカン合成酵素） クラリスロマイシン（細菌のリボゾーム 50S サブユニット） レボフロキサシン（細菌の DNA ジャイレース） イトラコナゾール（真菌のシトクロム P450） オセルタミビル（インフルエンザウイルスのノイラミニダーゼ） ジドブジン（ヒト免疫不全ウイルスの逆転写酵素）

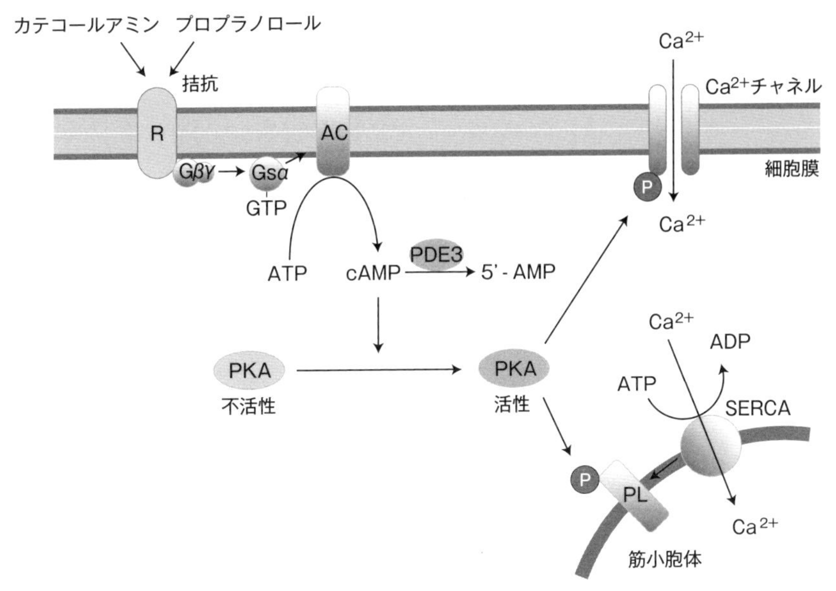

図4-4　プロプラノロールの作用機序

R：受容体、AC：アデニル酸シクラーゼ、PDE：ホスホジエステラーゼ、PKA：cAMP 依存性プロテインキナーゼ、PL：ホスホランバン、SERCA：筋小胞体カルシウム ATP アーゼ

β受容体は交感神経系から分泌されるアドレナリンやノルアドレナリン（これらをカテコールアミンと総称します）という伝達物質に刺激され、心筋細胞内でサイクリックAMP（cAMP）という情報伝達因子を増加させます。cAMPはある種の酵素（cAMP依存性プロテインキナーゼ＝PKA）を活性化し、この酵素の働きで心筋細胞内のカルシウムイオンの動きが活発になり、心筋の収縮力や拍動数を増加させます。緊張や不安（これらは交感神経を活性化します）で心臓がドキドキするのはそのせいです。

プロプラノロールはβ受容体に極めて結合しやすい性質を持っています。プロプラノロール自体はβ受容体を刺激するわけでも抑制するわけでもありません。しかし、β受容体を活性化するカテコールアミンと競争してβ受容体に結合し、カテコールアミンの結合量を減らすことができるため、その作用（心筋収縮力の増加、心拍数の増加）が抑えられるのです。

このように、自分自身は活性を持たないにもかかわらず、生理的な活性化物質（リガンド）と競って受容体に結合することによって受容体活性化を妨げる薬を、**受容体拮抗薬**といいます。プロプラノロールはβ受容体においてカテコールアミンと競合するため、**β受容体拮抗薬**です。プロプラノロールはβ受容体拮抗薬の代表ですが、同系統の薬は非常に数多くつくられています（アテノロールやビソプロロールなど、いずれも、-[オ]ロールという語幹を持っています）。

β受容体拮抗薬は、このような機序によって、心筋収縮力を抑えて血圧を下げたり、酸素消費を抑えて狭心症発作を予防したりできます。しかし、標的分子は同じでも逆の効果が現れることもあります。ドブタミンという薬も心臓のβ受容体に結合しますが、プロプラノロールとは逆にβ受容体を活性化します（**β受容体作動薬**）。ドブタミンは合成カテコールアミンであり、それ自体がβ受容体（正確にはβ_1受容体）を活性化する能力を持ち、心臓を刺激します。この作用にもとづき、ドブタミンは急性心不全や重症心不全の治療薬となっています。

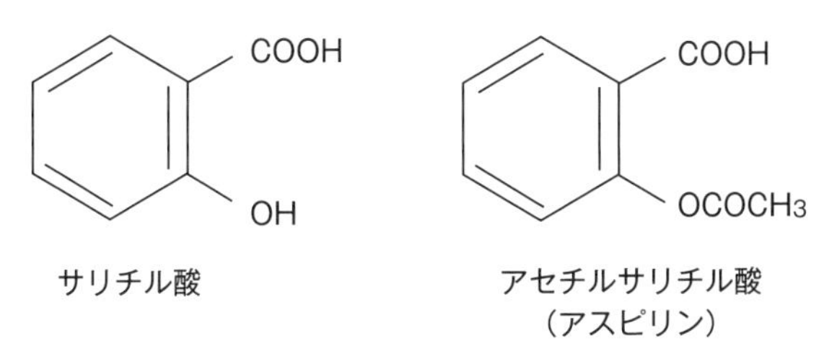

図4－5　サリチル酸とアスピリン

受容体拮抗薬や作動薬の結合はふつう共有結合ではなく、受容体との結合は容易にはずれます。このため作用は**可逆的**です。これに対し、次に挙げる薬は、共有結合により標的分子に**不可逆的**な変化をもたらします。

薬にくわしくなくても、**アスピリン**という名前はたいていの人が知っています。アスピリンがなぜそんなに有名かというと、19世紀末に人類が初めて人工合成した歴史的な薬の一つであるだけでなく、昔も今も、医療にとって必須の、最も使用頻度の高い薬の一つだからです。また、作用機序が（一応）解明されているにもかかわらず、それだけでは説明できない薬効もあるため、研究対象としても未だに興味が尽きません。

「昔も今も」なくてはならない薬と言いましたが、実は、この薬の第一の使用目的は、昔と今とで異なっています。アスピリンは、ヤナギの抽出物に由来するサリチル酸をアセチル化した化合物（このため**アセチルサリチル酸**ともいいます）（図4-5）で、消炎・解熱・鎮痛薬として長い間用いられてきました。しかし今では、主として、血小板の働きを抑制することにより血栓症を防ぐ薬（抗血小板薬）として用いられています。

アスピリンは細胞内に入り、シクロオキシゲナーゼ（COX）という酵素の働きを抑制します。COXの重要な部分にアセチル基を共有結合させることで、この酵素の活性を阻害するのです。COXが阻害されると、この酵素が作るプロスタグランジンやトロンボキサンとよ

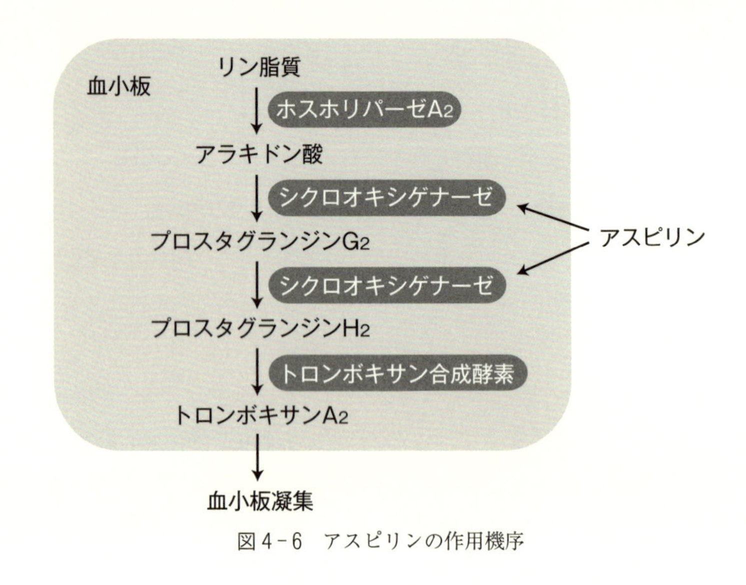

図4-6　アスピリンの作用機序

ばれる生理活性物質の合成が妨げられます。炎症に関わるプロスタグランジン E_2 などの産生を妨げることで抗炎症作用を示し、血小板同士の結合（血小板凝集）を促すトロンボキサン A_2 の産生を妨げることで抗血栓作用を示します（図4-6）。

先に述べたように、アスピリンの作用は不可逆です。一方、血小板には核がないため、新たに蛋白質を作り出すことができません。したがって、アスピリンの抗血小板作用は、血小板の寿命が尽きるまで（1週間程度）持続します。ただ、COXは全身にあって生理的に重要な役割を果たしているので、これを抑制しすぎると様々な副作用が現れる可能性があります（たとえば、胃腸の粘膜がよく傷害されます）。アスピリンの抗血栓作用は優れていますが、飲む量が多すぎると逆効果となったり、副作用が現れたりします。決められた量をきちんと飲むことが大切です。

さて、受容体、酵素と来ましたので、最後にDNAを標的とする抗がん薬の例を見てみましょう。

医薬品は年々増え続けていますが、増えるスピードが今日最も速い

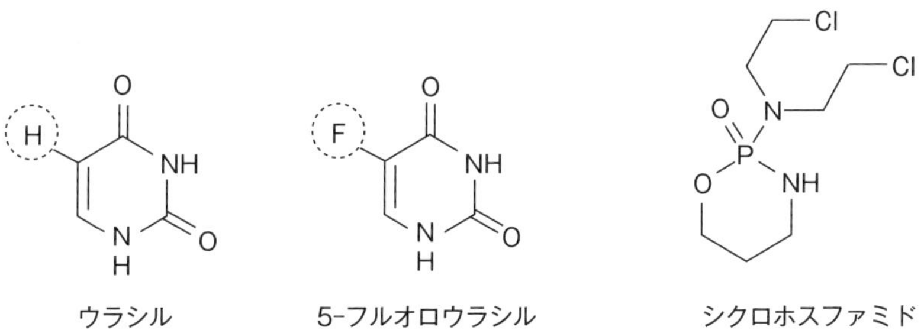

ウラシル　　5-フルオロウラシル　　シクロホスファミド

図4-7　フルオロウラシルとシクロホスファミド

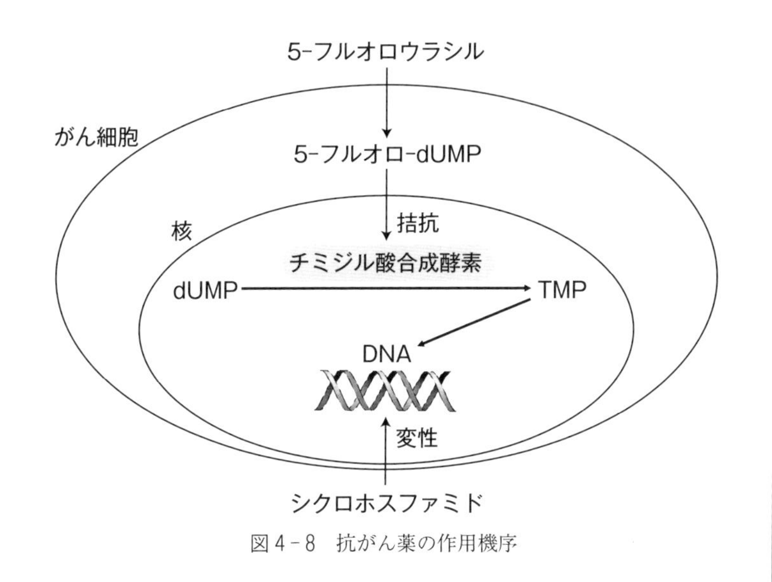

図4-8　抗がん薬の作用機序

のは抗がん薬ではないでしょうか。我々薬理学の専門家でも、続々登場する新しい抗がん薬をフォローしていくのは大変です。ここでは、古い歴史を持つ薬でありながら今も広く用いられている**フルオロウラシル**（正確には5-フルオロウラシル）および**シクロホスファミド**という抗がん薬の作用を見てみましょう（図4-7、4-8）。

フルオロウラシルは、**代謝拮抗薬**というグループに属する代表的な抗がん薬です。このグループの薬は、DNAやRNAを構成する核酸

（プリンやピリミジン）に似た構造をしているため、DNA や RNA を合成しようとする際、酵素を阻害したり、DNA や RNA の中に取り込まれたりします。その結果、正常の合成ができなくなり、がん細胞は増殖できずに死んでしまいます。フルオロウラシルはこのうちピリミジンに拮抗する薬で、チミジル酸合成酵素を阻害するとともに、DNA にはチミンに代わって、RNA にはウラシルに代わって取り込まれ、これらの合成を阻害します。

一方、シクロホスファミドは**アルキル化薬**というグループの抗がん薬で、DNA を変性させることによりその複製を阻害し、がん細胞の機能を障害します。

研究が進めば、すべての薬について作用機序が明らかとなるはずですが、残念ながら体の構造や機能にはまだわかっていないことが多く、なぜ効くのかわからない薬は今もたくさんあります。

なぜ毎日飲まなければならないのですか？

第５章

薬のたどる道

標的分子に到達するまで、薬は体の中を旅します。しかし、その道中は楽ではありません。ふつう、体は薬を異物や毒物としかみなさないので、何とか体外へ排除しようとするのです。薬効をもたらすことができるのは、この抵抗に打ち勝って標的分子へたどり着くことのできた薬だけです。本章では、人体に投与された薬がどのような運命をたどるのか、その道筋についてわかりやすく解説します。

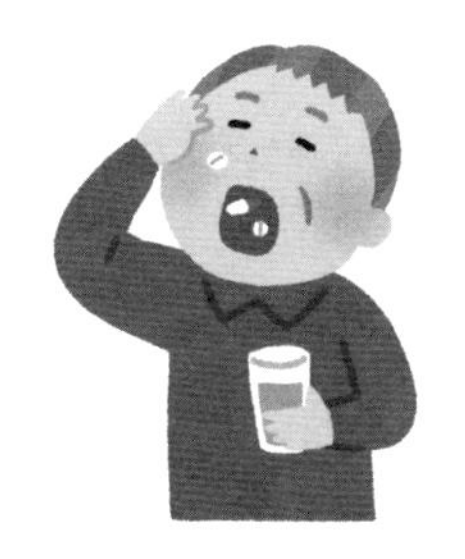

薬物動態

一つ前の章では、薬の標的(ターゲット)について話をしました。しかし、標的分子が体内にあるというだけでは、薬が効果をもたらすのに十分ではありません。というのは、標的分子に結合する以前に、標的分子のある所まで薬が到達できていなければならないからです。いくら結合しやすい標的があったとしても、十分な量の薬が標的分子の周りに到達できなければ効果は発揮できません。

では、標的分子のある場所に薬がたどり着くのは簡単でしょうか。

大部分の薬は、本来は体にとって不要の物質（異物）です。それどころか、体に害を及ぼす毒にもなりかねない物質です。そのため、体は、様々な防御メカニズムで薬を体外へ排除しようとします。

たとえば、飲んだ薬を消化液で分解するかもしれませんし、胃腸からの吸収を拒むかもしれません。薬が体内に入っても肝臓の酵素によってただちに分解するかもしれませんし、腎臓から尿としてすぐに排出してしまうかもしれません。また、脳などの重要臓器は特別の防御機構を備えていて、薬が臓器の中に入るのを防いでいます。

このような異物処理機構は、薬物治療という観点からは障壁となり、薬が標的にたどり着くのを阻んでいます。薬が効果をもたらすには、この処理能力に打ち勝って十分な量が標的分子まで達する必要があるのです。

どのように処理されるかは薬によって大きく違いますが、これによって生じる体内での薬の動きを**薬物動態**といいます。

薬物動態を様式に基づいて分類すると、①**吸収** absorption、②**分布** distribution、③**代謝** metabolism、④**排泄** excretion の4つの過程(プロセス)に分けられます。これらは、①体が薬を取り込む過程、②薬を体内各所に分配する過程、③薬を除去しやすい形に変換する過程、④薬を体外へ捨て去る過程をそれぞれ意味しています。これら4つの過程のことを、頭文字を順にとってADME（アドメ）と呼ぶことがあります（図5-1）。

ただ、必ずしも①→②→③→④の順番で処理が進むわけではありま

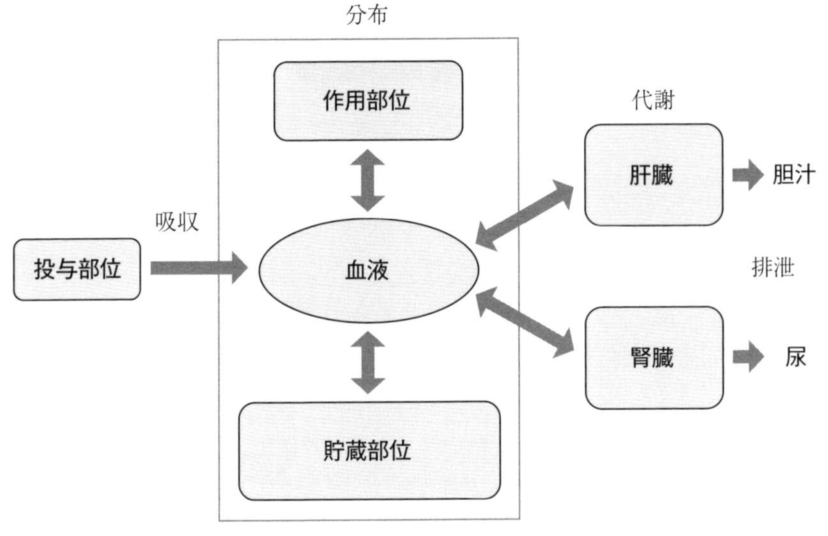

図５－１　薬物動態のプロセス

せん。むしろ、投与された薬に対して体が並行して行う４通りの作業と理解した方がいいでしょう。

薬物動態を深く理解するのは容易ではありませんが、なぜ薬は毎日飲まなければならないのか、なぜ決まった飲み方を守らなければならないのか知るためには、薬物動態の概略を理解する必要があります。

血中薬物濃度

同じ量の薬を投与したとしても、誰にでも同じ効果がもたらされるとはかぎりません。人によってはまったく効かなかったり、逆に効き過ぎたり、思いもよらない副作用が現れたりと、薬への反応は異なるのがふつうです。反応の個人差は小さいこともあれば、極めて大きいこともあります。

投与した薬が体の中でどうなるのかよくわかっていなかった昔は、薬の投与量や投与間隔は医師の「さじ加減」で決められていました。つまり、医師の個人的経験に頼っていたわけです。しかし、幸いなこ

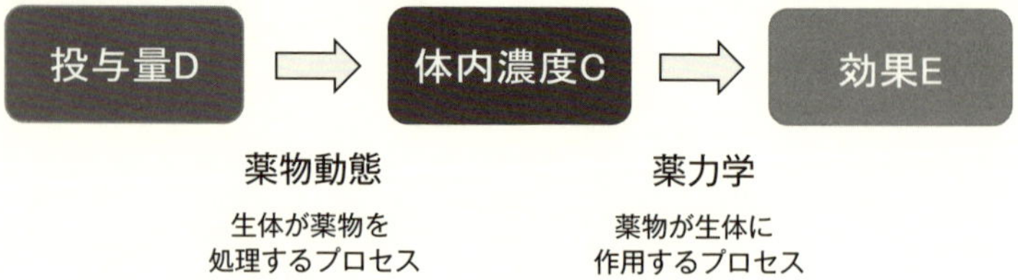

投与量D ⇒ 体内濃度C ⇒ 効果E

薬物動態
生体が薬物を
処理するプロセス

薬力学
薬物が生体に
作用するプロセス

図5-2　薬物動態と薬力学

とに、投与された薬がどのような経路で標的分子に行き着くのか、標的分子への結合後どのようにして効果をもたらすのか、今では分子レベルでかなり解明されています。

図5-2は、投与量と効果の関係を示した図で、薬理学における最も基本的な概念図です。ある量（D）の薬を投与すると、先ほど述べた4つのプロセスで体は薬に対処し、その結果、体内に存在する薬の濃度（C）が決まります。標的分子周辺の薬の濃度が決まると、薬が標的分子に作用する強さが決まります。臨床上の効果（E）は、基本的には、標的分子への作用の強さによって決まるので、図のようにD→C→Eという関係が成り立ちます。D→Cの過程が本章で述べる薬物動態に当たり、C→Eの過程が前章で説明した薬力学（あるいは薬理作用）に当たります。

DとCの関係（薬物動態）にもCとEの関係（薬力学）にも、第10章「薬が効きにくい人、効きすぎる人」等で紹介するいろいろな原因により個人差があります。D→Cの個人差とC→Eの個人差を合わせたものが、D→Eの個人差（ある量の薬を飲んだ時に現れる効果の個人差）ということになります（図5-3）。

さて、話を戻すと、昔は体内濃度（C）を知ることはできませんでした。そのため医師は、投与量（D）と効果（E）の関係を自分の経験に基づいて決めざるをえませんでした。しかし、今では測定技術が発達し、容易にCを知ることができるようになりました。Cを正確に知ることができれば、D→Cの個人差に惑わされることなく薬物治療を行えます（少なくとも理論的には）。それでもC→Eの個人差

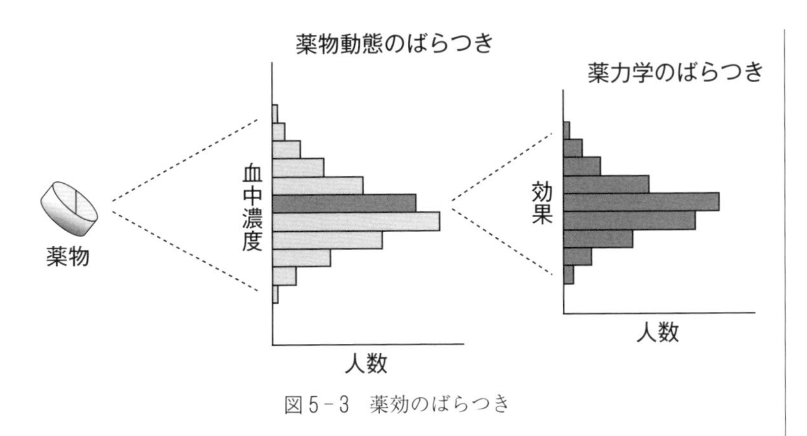

図５－３　薬効のばらつき

は残りますが、「さじ加減」の時代に比べればはるかに正確に薬効を予測できるようになったわけです。

ところで、体内濃度を測れるといっても、臓器中の薬物濃度を測定するのは容易ではありません。薬の標的分子の多くは臓器中にありますので、標的分子周辺の濃度を直接知ることは一般に困難です。そこで、ふつうは血液中の薬物濃度（**血中薬物濃度**）を測定します。血液なら簡単に採取できますし、内服したり注射したりした薬は血流で全身に運ばれ、しかも血中濃度と臓器中濃度は一般に相関しますので、血中濃度を測定するのは理にかなっています。血中薬物濃度は、薬の効果を予測するために最も重要な臨床的パラメーターなのです。

吸収と分布

上の説明だけでは抽象的すぎて難しいと思いますので、どのような経路で薬が標的分子に到達するのか、どのようにして薬は体から除去されるのか、よく用いられる薬を例に見てみることにしましょう。

ここでは、脳の神経細胞を標的とする**ジアゼパム**（図5-4）という薬を例にします。

ジアゼパムは、**ベンゾジアゼピン系**という大きな薬物グループを代表する薬です。ベンゾジアゼピン系の薬は、催眠薬や鎮静薬、抗不安

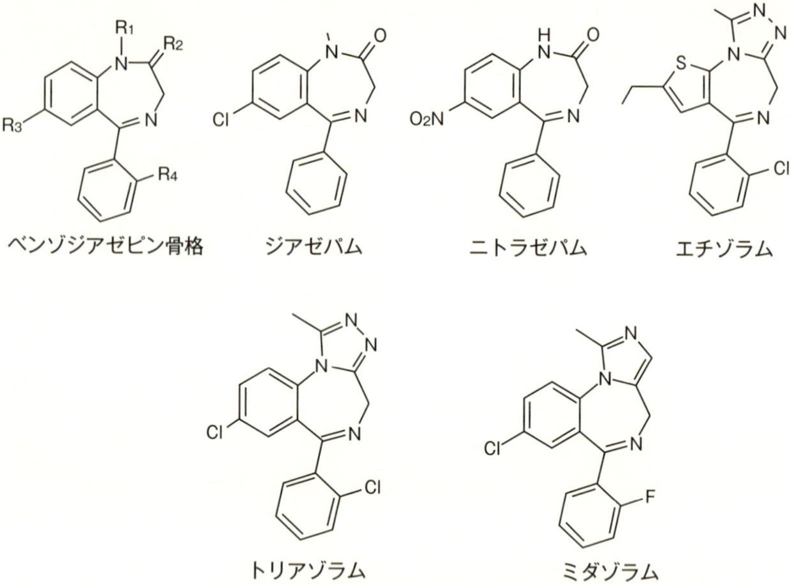

ベンゾジアゼピン骨格　ジアゼパム　ニトラゼパム　エチゾラム

トリアゾラム　ミダゾラム

図5－4　ベンゾジアゼピン系薬物

薬、抗痙攣薬などとして、非常に多くの人々に用いられています。内服薬も注射薬もあり、有効性と安全性がたいへん高く、薬づくりが成功した代表例の一つです。

まず、ベンゾジアゼピン系に属する薬の作用機序を簡単に説明しておきます。

脳は神経細胞のネットワークでできており、神経伝達物質と呼ばれる様々な化合物が、神経細胞から神経細胞へ情報を伝える役割を担っています。その中でγアミノ酪酸（GABA）という物質は、**$GABA_A$受容体**に結合することにより神経細胞の興奮を抑制します。ベンゾジアゼピン系の薬はこの$GABA_A$受容体（のGABAとは別の部位）に結合し、GABAの作用を強めます。これにより神経の興奮が鎮まり、不安や緊張がとれ、眠気を催すのです。

では、ジアゼパムは、どのようにして脳内の$GABA_A$受容体までたどり着くことができるのでしょうか。

ジアゼパムの錠剤を内服すると、胃液中で溶解されます。しかし、胃からはほとんど吸収されません。ジアゼパムは弱塩基性なので、強い酸性（pHが1～2）の胃液中では水素イオンと結合してプラスの電荷を帯び、吸収されにくい形になるためです（むずかしければ、読み飛ばしてかまいません）。胃から小腸に入ると消化液は急速にアルカリ性に傾いていきますので（pHは小腸上部で5～6、下部では6～7）、ジアゼパムから水素イオンが離れ、電荷を帯びていない吸収されやすい形になります。しかも、口腔粘膜や胃粘膜と比べて小腸粘膜の表面積ははるかに広大です。このため、ジアゼパムにかぎらず、ほとんどの薬は主に**小腸**から吸収されます。ただ、吸収率は薬によって様々です。ジアゼパムの吸収率は高率（70～80%）ですが、ほんの一部しか吸収されない薬もあります。

さて、小腸粘膜を通り抜けて体内に入ったジアゼパムは、小腸を流れる血液の中に入ります。次に向かうのはどこでしょうか。中学校の理科程度でよいので、人体の構造を思い出してください。消化管（胃や腸）を通った血液は**門脈**という特殊な静脈に合流し、**肝臓**に向かいます。そこで、ジアゼパムは肝臓を通ることになります。肝臓は、後で述べるように薬の代謝を担う最大の臓器です。肝臓を1回通るだけで大部分が処理され消失してしまう薬もありますが（たとえば、ニトログリセリンやリドカイン）、ジアゼパムは代謝が遅いため1回通るだけではあまり除かれません。

肝臓を通過したジアゼパムは肝静脈を経て、下大静脈に入り、やがて心臓の右心房・右心室を経て肺へ向かいます。肺も一部の薬を代謝したり排泄したりしますが、ジアゼパムには大きな影響はありません。肺を通過すると左心房・左心室に入り、大動脈から全身に送られます。

その後は血流によって全身に運ばれることになりますが、その一部は標的である脳へ向かいます。薬が脳へ入るには、大動脈から頸動脈を経て脳血管に入り、さらに脳血管の壁を通り抜ける必要があります。

脳血管から脳内に入るのは一般に容易ではありません。なぜなら、脳血管には非常に強力な防御機構が備わっていて、外来異物（薬もその一つ）を寄せつけようとしないからです。この防御機構のことを**血液脳関門**といいます。血液脳関門の実体は完全にはわかっていませんが、脳の毛細血管の内皮細胞（血管の内壁を一層に被う細胞）の構造によるところが大きいと考えられています。脳という最重要臓器を異物や毒物から守るために進化したメカニズムです。

ただ、脂（あぶら）に溶けやすい薬は血液脳関門を比較的通りやすく、ジアゼパムもその一つなので脳内に入ることができます。そして大脳辺縁系という情動を司る場所に到達し、神経細胞表面のGABA$_A$受容体に結合するのです。

以上が内服した場合ですが、注射した場合はどうでしょうか。注射にもいろいろありますが、ここでは静脈内に直接注入する場合を考えましょう。腕の静脈から注射すると、ジアゼパムは上大静脈からたちまち右心房に入ります。あとの経路は、内服の場合と同様です。注射の場合、消化管からの吸収、肝臓の通過に要する時間がかからず、それだけ速やかに薬を標的に届けることができます。同じ注射でも、薬が全身循環に入るのは、静脈内注射＞筋肉内注射＞皮下注射の順に速やかです。たとえば痙攣発作を止めたい時など、一刻も早く効いてほしい場合は静脈内注射がふさわしいでしょう。また、内服が難しい（多くは重症の）患者さんにも注射なら投与できます。しかし、内服でも注射でも標的に作用する薬は同じものですので、注射薬の方が内服薬より強く効くというわけではありません。

ジアゼパムは消化管からの吸収率が非常にいいので、体内に入る薬の割合は内服も注射も大きくは違いません。しかし、消化管から吸収されにくい薬や、肝臓を１回通過するだけでかなりの量が消失するような薬の場合、体内に入る薬の割合は内服と注射で大きく違います。そのような薬の場合、吸収されずに捨てられる量と肝臓で壊される量をあらかじめ見越して飲まなければなりません。あるいは、内服以外の方法で投与せざるをえないことになります。

内服や注射以外にも薬を体に入れる方法にはいろいろあり、それぞれに適した製剤（舌下錠、坐剤、吸入剤、貼付剤など）が売られています。投与経路や剤形が異なれば、同じ薬であっても薬物動態が大きく変わる可能性があります。詳細は省きますが、各投与方法には長所もあれば短所もあります。適切な量の薬がタイムリーに標的分子に到達でき、標的以外の臓器には薬が入りにくい方法、さらに患者さんに苦痛や負担を与えない方法が理想的です。

ところで、これまでに述べたのは薬を全身に行き渡らせる**全身投与**でしたが、これとは別に**局所投与**もよく用いられます。局所投与とは、たとえば塗り薬や点眼薬、局所麻酔薬など、投与した場所の近傍にのみ薬を作用させたい場合に用いる方法です。局所投与の場合、副作用を避けるため、全身の血液循環に入る薬はなるべく少ない方が望ましく、この点、全身投与とはまったく異なります。

代謝と排泄

図5-5aは、薬を1回飲んだ時の血中濃度の時間経過です。血中濃度は一時的に上昇しますが、後は時間とともに低下します。大部分の薬では、薬の効果は濃度によって決まりますので、濃度の低下とともに効果も弱くなります。薬の効果を持続させたいならば、図5-5bのように繰り返し投与して濃度を維持しなければなりません。

では、繰り返して飲まなければ、なぜ血中濃度は低下していくのでしょうか。

それは、薬（あるいは異物、毒物）を体外へ排除する機能が体に備わっているからで、これを担っているのは主に**肝臓**と**腎臓**による**代謝**と**排泄**です。

薬の代謝というのは、いわゆる「新陳代謝」のことではありません。水に溶けやすい薬はそのままの形で尿中へ出す（排泄する）ことができますが、大部分の薬は脂に溶けやすい性質を持っていますので、そのままの形ではなかなか体外に排除することができません。そ

a　単回投与したときの血中薬物濃度

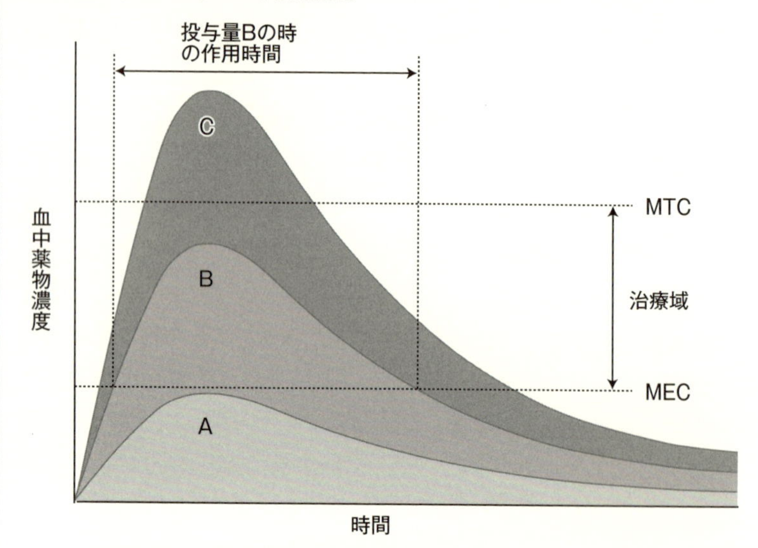

A、B、C は投与量（A ＜ B ＜ C）。MEC：最小有効濃度、MTC：最小中毒濃度。投与量が A の場合、血中濃度が MEC を越えないので効果は得られない。投与量が C の場合、血中濃度が MTC を越えるので毒性が現れる。投与量が B の場合、血中濃度が MEC を越えたとき効果が現れるが、毒性は現れない。

b　反復投与したときの血中薬物濃度

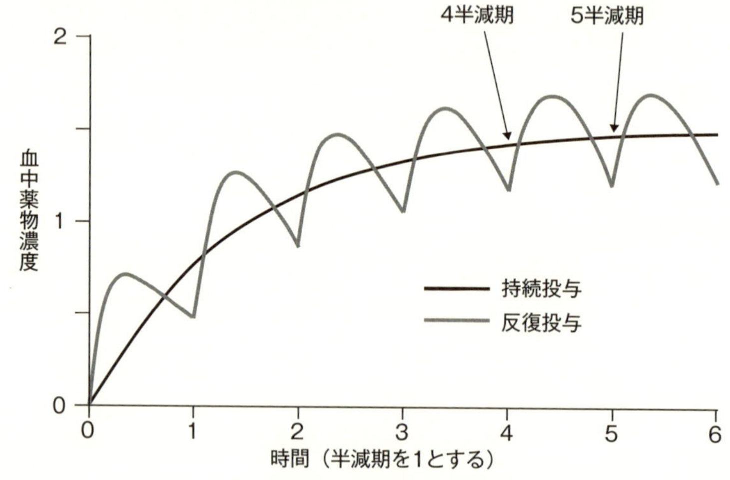

半減期の 4～5 倍の時間で、血中濃度はほぼ一定（定常状態）になる。

図 5－5　血中薬物濃度

こで体は、水に溶けやすい形に薬を変換することによって体外に排除しようとします。この、水に溶けやすい形に変える作業のことを薬の代謝といいます。一般に脂に溶けやすい物質ほど体にとどまりやすく体外に出にくいのですが、水に溶けやすい形に変えてやると尿や胆汁などに溶けて体外に出やすくなるのです。

代謝は全身の様々な場所で起こりますが、最も盛んに薬を代謝するのは肝臓です。肝臓には薬の代謝を担う多種類の酵素（化学反応を担う蛋白質）が豊富に含まれていて、血流で肝臓に運ばれてくる薬や毒などの異物を代謝します。食べ物の中に含まれている有害物質を除くために進化した機能と考えられます。

多くの場合、代謝されると薬は効き目を失ったり、効き目が弱くなったりします。しかし、代謝されて生じた物質がもとの薬に匹敵するほどの効き目を持つ場合もあります。それどころか、もとの薬よりむしろ効き目が強くなる場合もあります。特に、代謝されて初めて効き目を示す薬のことを**プロドラッグ**といい、効き目を長時間持続させるのに利用されます。一方、代謝物がもとの薬にはない副作用を引き起こすこともあります。

少し難しくなりますが、代謝は、酸化・還元・加水分解などの簡単な化学変化を起こして水溶性を増す反応（**第1相反応**）と、グルクロン酸をはじめ種々の生理的物質を共有結合させて水溶性を増す反応（**第2相反応**）に分けられます。前者の大部分は**チトクロム P450**（**CYP**）と呼ばれる一群の酵素により、後者は種々の**転移酵素**（グルクロン酸転移酵素やアセチル基転移酵素など）によります。大部分の薬は、どちらか一方または両方の代謝を受け、水溶性を増します。

ジアゼパムの場合、血流に乗って肝臓を通過するとき主にCYP3A4とCYP2C19という酵素により少しずつ第1相代謝を受けて、N-デスメチルジアゼパムやオキサゼパムなどの代謝物に変わり、一部はさらに第2相代謝を受けます。代謝物の大部分は血液で腎臓へ運ばれ、尿中へ排泄されます。脂に溶けやすい未変化のジアゼパムのままではほとんど尿中へは出ませんが、代謝物は水溶性が高いため腎臓から尿中へ排泄されます。ジアゼパムは約70%が尿中へ排泄されますが、薬によっては肝臓から胆汁中へ排泄されやすいものもあります。

薬を体外へ排除するのに肝臓と腎臓が果たす役割は非常に大きいので、肝臓病や腎臓病で肝機能や腎機能が低下している人に薬を投与する場合、そのことを十分考慮して投与スピード（投与量と投与間隔）をコントロールしなければ、血中濃度が上昇しすぎて毒性が現れやすくなります。

このように、代謝と排泄により薬は次々と体外へ除去されますので、効果を持続させるためには失われる分を連続的に補う必要があります。薬を一定の時間ごとに飲まなければならないのはこのためです。

この薬、副作用はありますか？

第6章

有害反応

薬と毒は紙一重、どんな薬でも濃度が高くなりすぎると人体に害をもたらします。副作用という言葉はよく使いますが、体に害であることをはっきり言うときは有害反応という言葉を用います。本章では、起こりうる有害反応を知り、有害反応が発生しても早期に発見し対処できるように、薬が害をもたらす機序や、特に注意を要する重い有害反応などについて解説します。

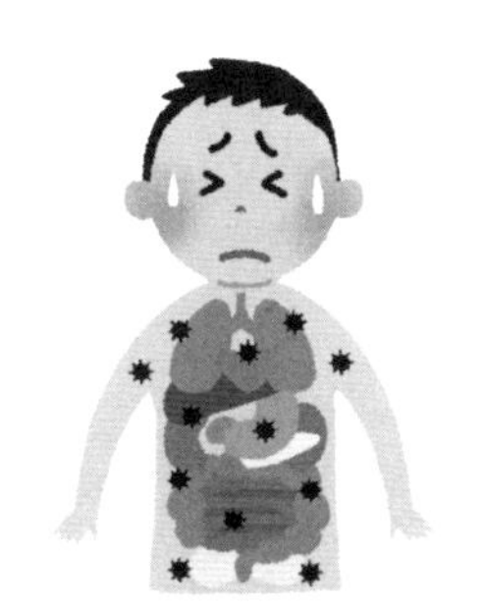

クスリはリスク

患者さんに薬物治療をすすめると、真っ先に「副作用はありませんか？」と訊かれることがよくあります。薬を使うことになったとき一番気がかりなのは、薬の効き目よりもむしろ副作用なのかもしれませんね。

残念ながら、副作用のない薬はありません。薬の副作用を語る時、「**クスリはリスク**」という回文がよく使われますが、これが表すようにすべての薬は**危険性**（リスク）を持っています。なぜ「すべての薬」と言い切れるのかというと、いかなる薬も多すぎれば毒になるからです。パラケルススの言葉を思い出してください。「あらゆるものは毒であり、毒性のないものなど存在しない。投与量が、毒か薬かを区別する」（第1章「薬とは何か」）。薬と毒を分けるのは物質の種類ではなく、その投与量（より正確に言うと、体が曝露される濃度）です。ただし、後で述べますが、投与量が多すぎなくても現れる副作用もあります。

一時的な軽い副作用なら少々我慢すればすむこともありますが、生命を脅かすほど重い副作用や、取り返しのつかない障害を残してしまう副作用が発生することもあります。また、たとえ軽い副作用（頭痛や便秘、咳など）であっても、何ヶ月～何年もの長期間にわたって使う薬だとしたら、患者さんの生活の質（QOL）を落としてしまいます。長期間使い続ける薬にとっては、治療効果があるだけでは不十分で、QOLを落とさないことも求められます。

ところで、重い副作用被害はどのくらいの頻度で起こっていると思いますか。1994年の米国の推定では、入院が必要な重い副作用が全米で年間2,216,000人に発生し、このうち亡くなった方が106,000人だったといいます[注1)]。この数は3大死因（心臓病・がん・脳卒中）に次ぐほど多く、実に死因の4～6位を占めていました。

副作用被害が死因の5位前後を占めるというこの調査結果は衝撃的でしたが、近年の日本の調査[注2)]を見ると、これが決して米国の特殊事情でないことがわかります。日本でも、病気のためではなく、使った薬のために亡くなる人が非常に多いということです。

注1）Lazarou J et al. JAMA 279: 1200-1205, 1998による。

注2）Morimoto T et al. J Gen Intern Med 26: 148-153, 2010による。

私が医学生の頃は、病気の診断がつかない時は最後に薬の副作用を疑え、と教えられました。しかし、今考えればこれは間違いです。最後ではなく、いつも最初に副作用ではないかと疑った方がよいと思います。自分自身の診療経験でも、真っ先に副作用を疑うことによって問題を早く解決できた患者さんは何人もいらっしゃいます。薬の副作用による症状を本当の病気の症状だと思って苦しんでいる人が非常に多いと思います。

「副作用」とは何か

さて、これまでは「副作用」という言葉を、あたかも「有害な作用」を意味するかのように使ってきましたが、正確に言うとそれは違います。たしかに、ほとんどの副作用は好ましくない作用なので、ふつうは〈副作用＝有害な作用〉と考えてもほとんど問題ありませんが、本来、副作用という言葉に、体にとって有害な作用という意味はありません。

副作用とは**主作用**（その薬に一番求められている作用）に対する用語で、必ずしも体に有害な作用とは限りません。それどころか、「望ましい副作用」というものもあります。

たとえば、**ロサルタン**という降圧薬（高血圧の薬）は、当然ながら血圧を下げるのが主作用ですが、血液の尿酸値を下げる作用も併せ持つといわれています。この作用は高血圧の薬に求められている作用ではないので、あくまで副作用です。しかし、高血圧の他に高尿酸血症（尿酸値が高く、痛風や腎障害などを起こしやすくなる状態）を併せ持つ患者さんにとっては有益な作用と思われ、一つの薬で二つの効果が得られるので一石二鳥といえましょう。

また、副作用を利用して別の病気に対する薬が開発されることもしばしばあります。たとえば、花粉症などアレルギー性疾患に用いられてきた**抗ヒスタミン薬**には、よく知られた副作用として眠気があります。これは、薬が脳のヒスタミン H_1 受容体に結合することによって起こります。花粉症の人にとって眠気はたしかに望ましくない作用ですが、もしこの薬を不眠症の人に催眠薬として飲んでもらうのなら、眠気は主作用となるわけです。実際、**ジフェンヒドラミン**という古くからある抗ヒスタミン薬が「睡眠改善薬」として再開発され、**OTC薬**[注3)]として薬局で売られています。

注3）医薬品は、購入するには医師の処方箋が必要な薬（**医療用医薬品**）と、必要ではない薬（**一般用医薬品**）に分けられます。後者は、薬局でカウンター越しに（over-the-counter）購入できるため、頭文字（下線）を取ってOTC薬とも呼ばれます。

これでおわかりと思いますが、ある薬の効果が主作用なのか副作用なのかは、患者が何を求めているかによって変わるのです。言い換えれば、主作用や副作用はあくまで相対的な言葉なのです。

というわけで、体にとって好ましくない作用であることを明らかに示すためには、副作用とは別の言葉が必要になります。それがこの章のタイトルの**有害反応**という言葉です。これは、薬の有益な作用を表す**薬効**に対して薬の有害な作用を表す、医学・薬学上の専門用語です。しかし、日常の診療で使うには、有害反応という言葉は少しきつすぎるかもしれません。「有害」と言うとそれだけで忌避されてしまい、必要な薬であるにもかかわらず飲んでもらえなくなってしまう可能性があるからです。このため、診療では「副作用」というソフトな言葉を使うのがふつうです。

しかし、これから先の話では言葉をきちんと使い分ける必要がありますので、好ましくない作用は有害反応という言葉ではっきり表すことにします。

誰にでも起こる有害反応

有害反応は、その発生原因により、大きく2つに分けることができます（表6-1）。

第一は**毒性反応**と呼ばれるもので、どのような薬も例外なくこの種の有害反応を起こす可能性があります。どのような薬でも投与量（正確には濃度）が過剰なら毒になると言いましたが、それがまさに毒性反応です。

図6-1は、投与量（または血中濃度）と薬理作用の強さの関係を表しています。薬は、原則として、有効性は示すけれども毒性は示すことのない範囲（これを**治療域**といいます）で用いますが、投与量が過

表6－1　有害反応の分類

起きる人	原	因	例
誰でも	毒性反応	主作用の過剰	降圧薬による低血圧 抗血栓薬による出血 血糖降下薬による低血糖
		（真の）副作用	解熱鎮痛薬による消化管障害 抗菌薬による QT 延長、心室頻拍 抗がん薬による骨髄抑制
特定の人	アレルギー反応 一部の毒性反応	アレルギー体質	アナフィラキシー・ショック
		遺伝子変異による毒性	吸入麻酔薬による悪性高熱症
		一部しか特定できていない	間質性肺炎 劇症肝炎 横紋筋融解 再生不良性貧血 無顆粒球症 スティーブンス・ジョンソン症候群

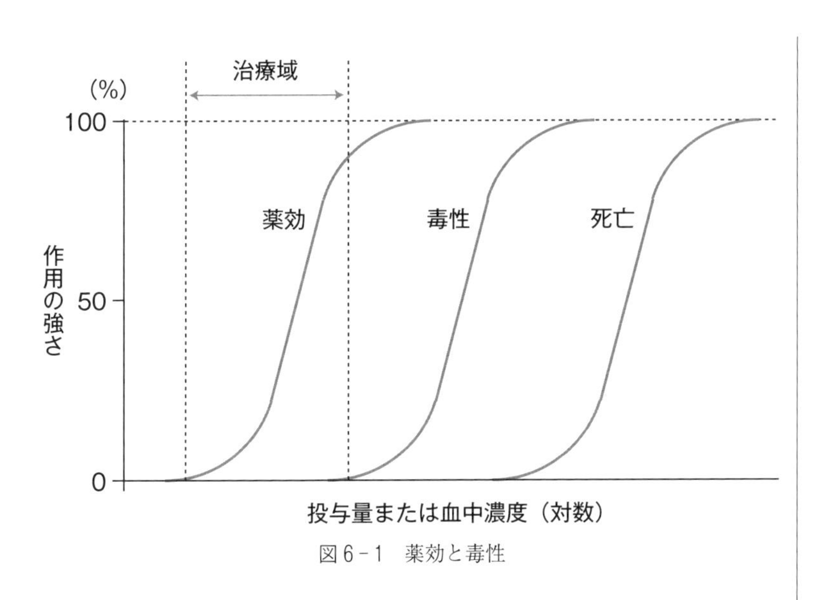

図6－1　薬効と毒性

剰になると毒といえるほど作用が強くなりすぎたり、まったく異なる毒性が現れたりします。

作用が強くなりすぎるというのは、薬効の延長線上で起こる有害反応です。体内濃度が高いと標的分子に結合する薬が増えすぎて、かえって害となるほど薬効が強く現れるのです。たとえば、糖尿病に用いるインスリンやスルホニルウレア系の薬は、過剰になると血糖値を下げすぎて**低血糖**という重大な有害反応をもたらします。また、血栓症の予防に用いる抗血小板薬や抗凝固薬は、過剰になると**出血**という重大な有害反応を引き起こします。

これらは十分予測可能な有害反応ですが、薬効とは関係のない新たな毒性が現れることもよくあります。薬の濃度が低いうちはほとんど無視できるほどであった作用が、濃度が高くなることによって顕在化するのです。もっと具体的にいうと、本来、濃度が低い時にはほとんど薬が結合していなかった部位に、濃度が高くなったことで無視できないほど（薬理作用を示すほど）薬が結合するようになるのです。

薬の濃度が治療域内にあれば、このタイプの副作用の多くは防ぐことができます。もっとも、ふつうは血中濃度を測るまでもなく、通常の診察や検査で副作用が現れる兆候を監視（モニタリング）していれば過剰投与は防げます（第 13 章「薬のモニタリング」）。

ただし、投与量が過剰でなくても毒性反応が現れることがあります。同時に飲んだ薬や、同時に食べたものと相互作用を起こし、薬の血中濃度が上がりすぎたり、作用が強くなりすぎたりする場合です。これらについては、第 9 章「薬と薬の相互作用」で詳しく説明します。

特定の人に起こる有害反応

毒性反応のほとんどは投与量が過剰になると誰にでも起こりうる有害反応ですが、特定の人だけにしか起こらない有害反応もあり、その多くは**アレルギー反応**が関係していると考えられます。薬物そのもの、または薬物と生体高分子の複合体を体が異物（抗原）として認識し、免疫系によって攻撃するために発症します。アレルギーによる有害反応は薬の投与量とはあまり関係ないのが特徴で、わずかな量を投与しただけで生じることがあります。

たとえば、ペニシリン系抗生物質などは**アナフィラキシー**と呼ばれる急性アレルギー反応を引き起こすことがあります。痒みや蕁麻疹だけですむ場合もありますが、喉が腫れて呼吸困難になり、血圧が下がって急性循環不全（ショック状態）に陥り、緊急治療を要することもあります。X線検査で使うヨード造影剤などでも、これと同じような状態が起こることがあります。

また、薬によって皮膚に発疹（**薬疹**）が生じることがありますが、その多くにアレルギーが関係しているといわれます。薬疹には軽いものから重いものまでいろいろありますが、**皮膚粘膜眼症候群**（**スティーブンス・ジョンソン症候群**）と**中毒性表皮壊死症**（**ライエル症候群**）は最も重症の薬疹で、生命を脅かすこともあるため早期発見が重要です。解熱鎮痛薬（かぜ薬にも含まれます）、抗てんかん薬、抗菌薬、高尿酸血症治療薬などでまれに起こります。薬を飲んだ後、熱が出たり、皮膚が赤くなったり水ぶくれができたり、唇や口の中が荒れて痛んだり、目が充血したりする場合、直ちに薬を中止して医師の診察を受けなければなりません。

なお、特定の遺伝子を持っている人だけに起こる毒性反応もまれにはあります。吸入麻酔薬（セボフルランなど）や筋弛緩薬（スキサメトニウムなど）によって起こる**悪性高熱症**はその代表です。

悪性高熱症は、骨格筋の１型リアノジン受容体（RyR1）遺伝子などに変異がある人に起こり、発生率は１万人に１人程度といわれます。麻酔をかけると、筋肉内のカルシウム濃度が異常に高くなり、筋硬直と高熱を来して制御ができなくなります。適切な処置を行わないと生命が脅かされる有害反応です。この遺伝子変異は子孫に伝わりますので、悪性高熱症が家族に現れたとすると、自分にも現れる可能性が高くなります。麻酔をかける前には、そのような有害反応が出た人が家族にいないかどうかを必ず確認します。

表6-2　知っておくべき重い有害反応

有害反応	原因となる薬	解　　　説
心室頻拍	抗不整脈薬、抗アレルギー薬、フェノチアジン系抗精神病薬、三環系抗鬱薬、プロブコール、フルオロキノロン系抗菌薬など	心電図のQT間隔が著しく延長し、トルサード・ド・ポアント（Torsades de pointes）と呼ばれる多形性心室頻拍を起こす。心室細動に移行し、突然死を来しやすい。女性、先天性QT延長症候群、心疾患、低カリウム血症、低マグネシウム血症、徐脈などの要因が重なると起こりやすくなる。
間質性肺炎	抗がん薬、抗リウマチ薬、インターフェロン製剤、小柴胡湯、アミオダロン、抗菌薬、抗炎症薬、免疫抑制薬など	間質性肺炎を起こす薬物は多岐にわたり、抗がん薬では5％以上もの高頻度で発症するものもある。重症呼吸不全に陥り死に至ることも多い。毒性反応を起こす薬物では発症まで数週～数年を要するが、アレルギー反応が関与する薬物では急速（1～2週後）に発症する。
薬剤性肝障害	抗炎症薬、抗がん薬、抗真菌薬、漢方薬など	薬剤性肝障害の多くはアレルギー性で、多くは投与後1～8週間で発症する。軽症を含めると頻度は高いが、まれに劇症化すると急性肝不全に陥る（劇症肝炎）。肝細胞障害型、胆汁鬱滞型、それらの混合型など、様々な病態を呈する。
横紋筋融解	脂質異常症治療薬（HMG-CoA還元酵素阻害薬やフィブラート系薬）など	骨格筋障害は脂質異常症治療薬などでしばしば起こるが、重症のものを横紋筋融解と呼び、HMG-CoA還元酵素阻害薬とフィブラート系薬の併用で起こりやすい。大量の筋肉が壊死し、赤ワイン色のミオグロビン尿が出る。急性腎不全を引き起こし、人工透析が必要となることがある。
間質性腎炎	抗生物質、抗結核薬、抗炎症薬、抗てんかん薬、消化性潰瘍治療薬、痛風治療薬など	アレルギー性腎障害の代表が間質性腎炎で、どのような薬物によっても起こりうる。非特異的なアレルギー症状（発熱、皮疹、関節痛など）に続いて腎不全症状が出現した場合はこれを疑う。
無顆粒球症	抗甲状腺薬、チクロピジン、サラゾスルファピリジンなどで頻度が高いが、原因薬は非常に多い	顆粒球数が500/μL以下となる。発熱および咽頭痛で発症することが多い。薬を直ちに中止して感染症に対して適切な治療をしなければ致死的となる。アレルギー性機序と中毒性機序があるが、明確に分けられないことが多い。原因となりやすい薬を用いる時は血球数のモニタリングが必須である。
低血糖	糖尿病治療薬（特にインスリン製剤とスルホニルウレア系薬）の他、サルファ薬や抗不整脈薬などで起こることもある	対応を誤ると致死的となりうる。糖尿病治療薬の場合は主作用の延長線上だが、それ以外の薬がインスリン分泌を刺激して起こすこともある。なお、β受容体拮抗薬は低血糖からの回復を遅らせるため、血糖降下薬と併用する場合は注意が必要である。
出血	抗血小板薬、抗凝固薬など	血栓の予防に抗血小板薬や抗凝固薬を長期服用している人は多いが、過剰に投与されると頭蓋内出血などを起こし致死的となるため、出血傾向がないか常に気を配る。ワルファリンはプロトロンビン時間でモニターする。

有害反応	原因となる薬	解　　説
血栓症	女性ホルモン関連薬（エストロゲン製剤など）、副腎皮質ホルモン製剤など	深部静脈血栓症が多く、肺塞栓症が続発することもある。凝固因子産生亢進、フォン・ウィルブランド（vWV）因子活性化、血小板活性化、凝固阻止因子の低下、線溶抑制などによるといわれるが、不明な点も多い。
心筋症	アントラサイクリン系抗生物質など	可逆的な心不全を来す薬は多いが、抗がん薬のアントラサイクリン系抗生物質には強い心筋毒性があり、不可逆的な心不全を引き起こす。
再生不良性貧血／汎血球減少症	抗がん薬、クロラムフェニコール、抗てんかん薬、メトトレキサートなど	抗がん薬は骨髄抑制を起こしやすいので予測できるが、その他の薬では予測が難しい。最近は、慢性関節リウマチの標準治療薬であるメトトレキサートによるものが多く、致死的となることもある。毒性反応の場合は可逆的だが、アレルギー反応によるものは回復しにくい。
血栓性血小板減少性紫斑病	多くはチエノピリジン系抗血小板薬（特にチクロピジン）による	vWV因子分解酵素に対する阻害抗体の出現により、vWV因子の活性が上がり、全身の小・細動脈や毛細血管で血小板血栓が形成され、血管が閉塞される。血小板の消費による出血、血栓による末梢組織の虚血性障害などを起こす。
偽膜性大腸炎	あらゆる抗菌薬で起こりうる。特に、広範囲の菌に有効な抗菌薬や複数の抗菌薬を使用している場合に起こりやすい	クロストリジウム・ディフィシル（CD）という細菌によることが多く、院内感染中最も多い。腸内細菌叢が破壊され、代わりに抗菌薬の効かないCDが増殖し（菌交代症）、毒素が腸管を傷害する。抗菌薬服用1～2週後に下痢（ときに血性）、発熱、腹痛が起こる。高齢者や重い疾患の患者に起こりやすい。抗菌薬は漫然と投与しないことが重要。
アナフィラキシー	非ステロイド性抗炎症薬、抗菌薬、抗がん薬、造影剤、アレルギー性疾患治療用アレルゲン、血液製剤、生物由来製品など	急性アレルギー反応で、薬物投与直後から30分以内に蕁麻疹や消化器症状、呼吸困難などが起こる。さらに血圧低下、意識障害が現れるとアナフィラキシー・ショックと呼ばれ、生命が脅かされる。再投与時に現れることが多い。経口薬では症状発現が遅れがちである。緊急治療を要し、アドレナリンを筋肉注射する。
スティーブンス・ジョンソン症候群／ライエル症候群	抗生物質、サルファ薬、非ステロイド性抗炎症薬、サラゾスルファピリジン、カルバマゼピン、アロプリノール、メキシレチンなど非常に多い	スティーブンス・ジョンソン症候群は、発熱、粘膜症状、皮疹を示す重症の皮膚・粘膜疹である。ライエル症候群は、顕著な表皮の壊死を起こすスティーブンス・ジョンソン症候群の進行型と考えられる。アレルギー反応によるが、機序には不明な点が多い。多くは投与後2週間以内に現れる。致死的となりうるため、早期発見が重要。高熱が出たり、皮膚が腫れたり、唇や口の中が痛んだり、目が充血したりする場合、直ちに薬を中止して医師の診察を受ける。

知っておくべき重い有害反応

軽い有害反応であれば、薬の使用を中止して他の薬に変更すれば、ふつう大きな問題にはなりません。しかし重い有害反応は、後遺症を残したり、生命を脅かしたりすることもあります。発生を予測できるものもありますが、残念ながら、正確に予測することは難しいことも多く、いつ誰に起こるかまったく予測できない場合もあります。そのため、重い有害反応を引き起こした記録のある薬を初めて使う時は、どのような有害反応が起こりうるか知った上で使うこと、特に使い始めには注意深く身体の様子を観察し、有害反応の徴候を早期に発見して速やかに対処することが極めて重要です。あなたが患者さんで、有害反応が現れているのではないかと疑ったら、できるだけ早く医師か薬剤師に尋ねてください。

重い有害反応といってもいろいろな種類があります。この本で詳しく説明する余裕はありませんが、代表的な重い有害反応を表6-2に示します。発生機序がよくわかっているものもありますが、大部分はよくわかっていません。

薬の処方に際し、医師や薬剤師は、起こりうる有害反応（特に重い有害反応）について患者さんにきちんと説明しておかなければなりません。しかしながら、時間をかけて十分説明するのはむずかしいのが実情です。そこで、医師や薬剤師の説明だけでは不安と思われた患者さんには、ご自分で薬の情報を収集されることをお勧めします。といっても、それほど手間はかかりません。薬の最新情報は**医薬品添付文書**と呼ばれる薬の取扱説明書に簡潔にまとめられています。その中で、最も重視されて記載されているのが安全性情報、すなわち有害反応に関する情報です。ご自分の薬についてよく知りたい方は、インターネットや薬局などを通じて添付文書を入手し、お読みになるのが一番確実です。もっとも、添付文書は医師や薬剤師向けに書かれていますので、言葉がわかりにくいかもしれません。わからないことは、遠慮なく医師か薬剤師に尋ねてください。

漢方薬でも有害反応は起こる

有害反応がまったく起こらない薬はないと言いましたが、漢方薬（などの生薬）も例外ではありません。化学合成した薬だから危険で、自然のままの生薬だから安全ということはありません。患者さんばかりか、医師のほうにも漢方薬にはたいした副作用はないという誤解がよくあり、漫然と処方し続ける人がいます。しかし、これは危険な場合があります。

たとえば、多くの漢方薬には**甘草**（カンゾウ *Glycyrrhiza*）が含まれていますが、甘草の成分**グリチルリチン**は、低カリウム血症をともなう高血圧（専門用語でいうと**偽性アルドステロン症**）を引き起こすことがよく知られています。漢方薬を飲み続けているのに体の調子が悪い、力が入らない、血圧が上がったなどという人はこの有害反応を疑ってみる必要があります。

また、**麻黄**（マオウ *Ephedra*）を含む漢方薬では、成分の**エフェドリン**が交感神経系を刺激し、血圧を上昇させます。

直ちに致死的となりうる有害反応もあります。原因はよくわかっていませんが、**小柴胡湯**などの漢方薬で**間質性肺炎**が起こることが知られています。特に、肝硬変・肝癌の患者さんに小柴胡湯とインターフェロンを併用したときに起こりやすいと言われ、小柴胡湯とインターフェロンの併用、肝硬変・肝癌への小柴胡湯の投与は禁止されています。

生薬は安全という思い込みが、患者さんの健康を損なうことがあります。たとえ漢方薬でも、有害反応が現れていないかどうかしっかり監視（モニタリング）する必要があります（第13章「薬のモニタリング」）。

医薬品副作用被害救済制度

薬の有害反応による健康被害が非常に多いことはすでに述べたとおりです。一番残念なのは、もし医師が正しい薬の知識を持ち、有害反応について十分な注意を払っていれば、少なくともその一部は防ぐことができたであろう、ということです。薬の使い方が間違っていたために患者さんが被害を受けたのなら、医師の責任が問われます。

しかしながら、医師や薬剤師がいくら気をつけていても、今の知識では予測できない有害反応が現れることもあります。それでは、薬の使い方は間違っていなかったにもかかわらず重い副作用被害が起こってしまった場合は、しかたないことと諦めるほかないのでしょうか。

実は、そのような場合に備えて公的な救済制度があります。厚生労働省所轄の独立行政法人**医薬品医療機器総合機構**（PMDA）が運営する**医薬品副作用被害救済制度**というのがそれです。重い有害反応が現れた場合、医師の診断書等を添えて患者さんやご家族がPMDAに補償を申請することができます。承認されれば、有害反応の治療にかかった医療費などが給付されます。ただし残念ながら、抗がん薬や免疫抑制薬など、重い有害反応が高頻度に発生する薬は対象になりません。

なぜ、悪い薬をつくったのですか？

第7章 薬害

薬害という言葉は新聞報道などでよく耳にすることと思いますが、薬害とはいったい何なのか、なぜそのような事態が発生してしまったのか、よく理解している人は多くはありません。本章では、過去に日本が経験した大規模な薬害事件のいくつかを解説したのち、いつでも誰でも被害者となりうる日常診療上の健康被害をどうやったら防げるかを考えてみたいと思います。

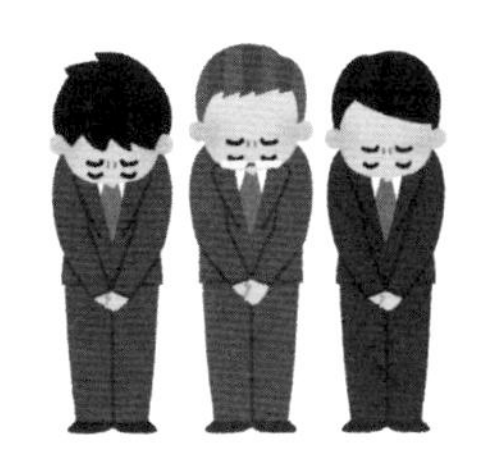

薬害とは何か

前の章で有害反応の話をしましたので、つづけて関連の深い「**薬害**」の話をすることにしましょう。「薬害」は厳密に定義された学術用語ではありませんが、一般的には、薬剤による健康被害が系統的に発生したものを指すように思います。

ここでかぎ括弧を付けて「薬害」と書いたのは、一つには、薬害というといかにも薬の有害反応が原因で起こった健康被害を連想させますが、本当はそれ以外の原因や機序で発生したものが多く含まれるからです。サリドマイド薬害のように有害反応による被害ももちろんありますが、薬害エイズや薬害C型肝炎のように、薬物そのものが原因ではなく製剤の汚染によって引き起こされたものもあります（表7-1）。

もう一つの理由は、薬害というと、あたかも薬が悪いかのように聞こえますが、ほとんどの場合、薬そのものに罪はなく、それを利用しようとした人間や使い方を誤った人間に原因があるからです。すなわち薬害は人災なのです。本当は人災なのだということを薬害という単純な言葉で伝えるのはむずかしく、実際、多くの人々にしばしば誤解を与えています。

また、薬害というのは日本独特の言葉で、海外にはこれに相当する単語はありません。

ただ、では何と呼べばいいのかと訊かれても、適当な言葉がなかなか見つかりません。そこで、しかたなく「薬害」とかぎ括弧付けで表記することになってしまいます。

過去、日本は大規模な「薬害」を多数経験してきました（表7-1）。これを繰り返さないためには、過去の事例を後世にしっかり伝えていくことが大変重要です。そこで次節では、代表的事例について簡単に解説します。ただし、本書は薬に関する本なので、製剤の汚染による「薬害」には触れず、薬理作用（有害反応）が原因で起こった「薬害」のみを対象とします。

表7－1　日本の薬害史

年*[1]	薬剤または健康被害	被　害　の　概　要
1948	ジフテリア予防接種	京都、島根で68人が死亡、千人規模の被害を生む。
1956	ペニシリン*[2]	1953～1957年に1,276人がショック、うち124人が死亡。
1961	**サリドマイド**	1981年までに309人を被害者と認定。
1965	**アンプルかぜ薬**	1959～1965年に38人が死亡。
1965	**キセナラミン**	1963年に17人が入院、うち1人が死亡。
1967	**ストレプトマイシン**	聴力障害などが多発。
1970	**キノホルム（SMON）**	1955～1970年に1万人を越える患者が発生。
1971	**クロロキン**	視聴覚障害が多発。
1973	**筋拘縮症**	全国で数千人が被害に遭う。
1975	**クロラムフェニコール**	再生不良性貧血が発生。
1981	**ヨード造影剤**	1974～1981年に74人がショック、うち死亡が19人。
1983	薬害エイズ	1996年までに1,872人が感染、641人が発症、456人が死亡。
1992	**陣痛促進剤**	1977年以降、死亡・子宮破裂が少なくとも76人。
1993	**ソリブジン**	1993年9～10月に15人が死亡。
1996	薬害ヤコブ病	1969年脳硬膜移植を受けた患者が、1996年に発症。
2002	薬害C型肝炎	患者数は推定8,525人。
2002	**ゲフィチニブ**	間質性肺炎などが2003年4月で616人、うち死亡246人。
2004	**オセルタミビル**	未成年者の異常行動との因果関係が疑われている。
2013	**子宮頸癌予防ワクチン**	神経疾患等の重篤有害反応との因果関係が疑われている。

＊1　薬剤による健康被害であることが公になった年。
＊2　太字は、薬効成分自体が原因の、または原因かと疑われる被害（その他は製剤の汚染など）。

サリドマイド薬害

サリドマイド（図7-1）は、旧西ドイツで開発され、1957年10月に「完全無毒」という触れ込みで発売された催眠・鎮静薬で、日本でも翌年1月に発売されました。ところが、妊娠初期に内服すると、四肢短縮、外耳欠損など様々な異常を持った赤ちゃんが生まれたため、西ドイツ市場からは1961年11月に回収されました。ところが、催奇形性が明らかになった後も日本では1962年9月まで販売され続け、

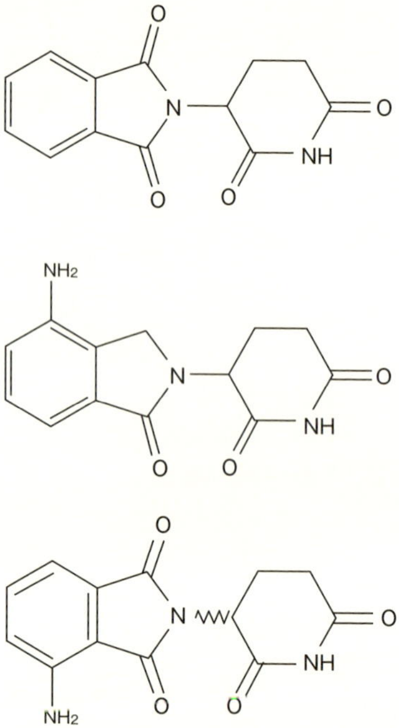

サリドマイド

レナリドミド

ポマリドミド

図7－1　サリドマイドとその誘導体

現在、厳重な管理の下に、サリドマイドやその誘導体レナリドミド、ポマリドミドが多発性骨髄腫などの治療薬として用いられている

西ドイツに次いで多い被害者を出してしまいました（図7-2）。日本で被害者と認定された数は公式には309人ですが、闇に葬られた赤ちゃんの数を含めるとはるかに多くの人たちが被害に遭ったものと思われます。一方、米国では、**食品医薬品局**（FDA）が安全性に疑問を持ち発売を許可しなかったため、被害は最小限に抑えられました。

サリドマイド事件は大規模の薬害事件として世界中に様々な問題を投げかけ、この後、医薬品開発の規制が各国で強化されました。特に、新薬開発の過程で催奇形性についての詳しい動物実験データが要求されるようになりました。

その後、サリドマイドはいったん市場から姿を消しましたが、1990

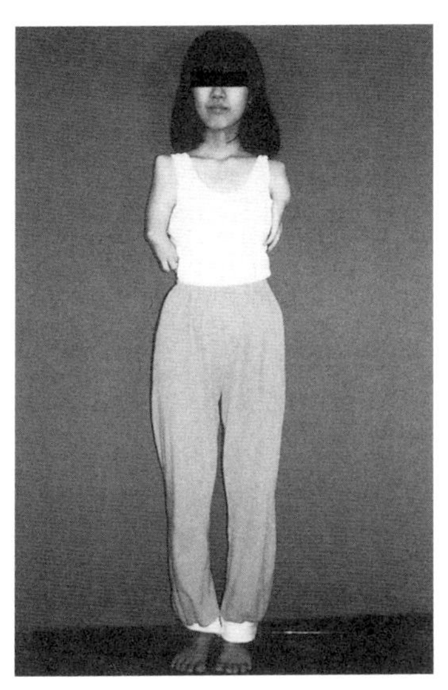

図7-2　サリドマイド薬害被害者
サリドマイドを服用した母から生まれた子。上肢の形成が著しく阻害されている（栢森良二著『サリドマイド物語』（医歯薬出版株式会社）より許可を得て転載）。

年代より多発性骨髄腫など難病の治療薬として復活し、現在は非常に厳しい管理の下で使用されています。また、有効性・安全性を高めた誘導体（図7-1）も開発され、使用されています。

キノホルム薬害

キノホルム（図7-3）は1900年にスイスで製造された外用の創傷殺菌薬でしたが、1933年にアメーバ赤痢[注1)]に効くという報告がなされたため、戦場などで内服薬として用いられるようになりました。ところが戦後の日本では、下痢や消化不良など、ふつうの胃腸症状にも頻繁に用いられるようになりました。

そのような状況の下、1955年頃から原因不明の神経病が日本で発生するようになりました。この病気は、脊髄・視神経・末梢神経が障

注1）熱帯・亜熱帯にいる赤痢アメーバが寄生し、粘血便、下痢、腹痛などの症状を起こす消化器伝染病。

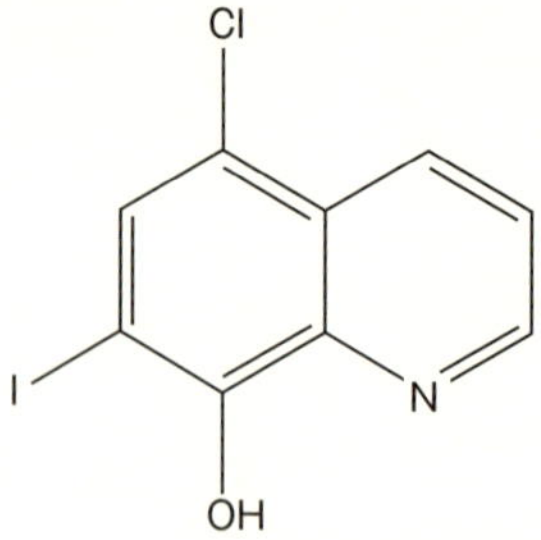

キノホルム 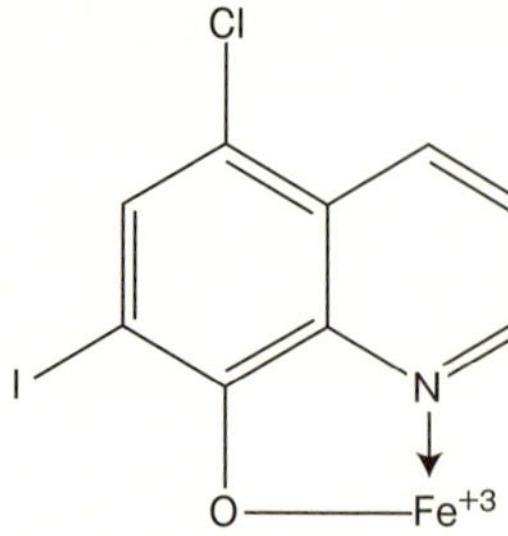　　　　キノホルム（鉄キレート）

図7-3　キノホルム
キノホルム（クリオキノールともいう）は、鉄イオンとキレート錯体を作って緑色になる。このため、SMON患者の舌や尿は緑色を呈した。

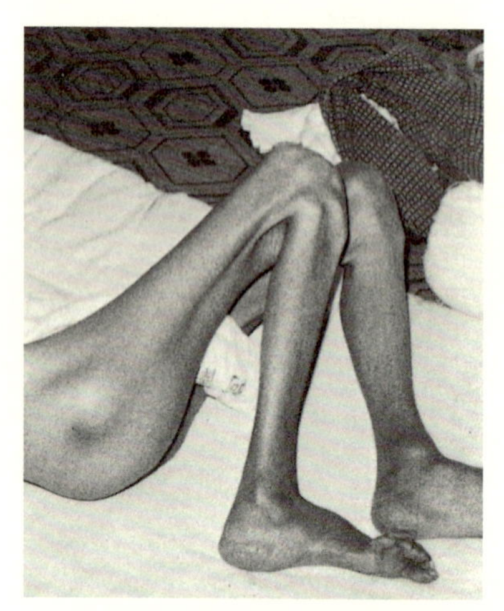

図7-4　キノホルム薬害被害者
（SMON患者）
キノホルムの神経障害により、下肢に著しい筋萎縮が生じている（スモンの会全国連絡協議会編『薬害スモン全史』（労働旬報社）より許可を得て転載）。

害されるため亜急性脊髄視神経末梢神経炎（subacute myelo-optico-neuropathy）と名付けられ、一般には頭文字（下線）を取ってSMON（スモン）と呼ばれました。病名に含まれる症状のほか、舌や尿、便が緑色を呈するという特徴がありました（図7-3）。

SMONは今ではキノホルムの毒性によることが明らかになっていますが、SMONの原因として感染症説が唱え続けられたため、原因が特定されるまでに極めて長い時間がかかってしまいました注2)。さらに悪いことに、SMONの「病原体」を殺す目的でさらにキノホルムを用い、被害者を増やすという事態を招きました。1970年にキノホルム原因説が提唱され、ようやく使用が中止されましたが、日本の薬害史上最多の被害者（認定数約6,500人）を生み、現在も慢性固定化した症状に苦しむ方々がおられます。

注2）手塚治虫の『きりひと讃歌』という漫画は、キノホルムがSMONの原因と断定された1970年に発表されていますが、この薬害事件に少なからず影響を受けているように思います。

ソリブジン薬害

ソリブジンは帯状疱疹の治療薬として開発された薬でした。1993年9月に発売されましたが、発売後1ヶ月余りの間に、抗がん薬のフルオロウラシルと併用した患者に重い有害反応が現れ15名が死亡しました。図7-5に示すように、ソリブジンが代謝されて生じるブロモビニルウラシルという物質がフルオロウラシルによく似ているため、フルオロウラシルを代謝する酵素を強く阻害します。その結果、フルオロウラシルの血中濃度が異常に上昇し、重い骨髄障害や消化管障害が発生したのです。

実は、このようなことが起こることは薬を開発する初期（基礎研究）の段階から気づかれていて、さらに治験で3例の死亡例が出ていましたが、販売後の注意喚起が徹底されていませんでした。厚生省（当時）とメーカーは、添付文書の相互作用欄に記載はされていたと責任回避を図りましたが、フルオロウラシルと併用してはならないことが一目でわかるようには書かれていませんでした。

おまけに、薬害事件が公表される直前に多数の社員が自社株を売却するなどしたため、製薬企業の姿勢も大きく問われ、治験のルールや

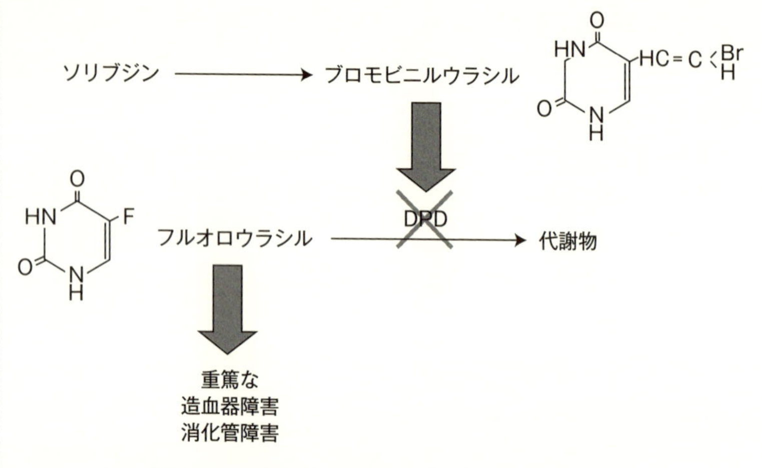

図7-5　ソリブジンとフルオロウラシルの相互作用
DPD：ジヒドロピリミジンデヒドロゲナーゼ

医薬品情報の提供の仕方などの抜本的見直しを促すことになりました。

薬害教育

信じられないかもしれませんが、少し前までは、「薬害」について考えたり学んだりする機会は医学生や薬学生にすらほとんどありませんでした。報道を通じて「薬害エイズ」や「薬害C型肝炎」なら聞いたことはあるが、50年も昔のサリドマイド薬害やキノホルム薬害となると全く知らないという学生が大勢いました。

しかし最近では、薬害被害者の方々を講師として招き、「薬害教育」を行う大学が増えています。九州大学では、医学部・歯学部・薬学部の合同授業として薬害教育を行っています。被害者の話を聴くだけではなく、薬害の研究者や規制当局（医薬品の安全性を管理する医薬品医療機器総合機構）の担当者、薬理学者など、異なる立場の人々が講義をして学生たちと討論しています。

日常にひそむ「薬害」

薬害と聞いて一般の人々が連想するのは、おそらく、すでにお話ししたサリドマイド事件や薬害エイズ事件のように多くの被害者が出た大規模な事件でしょう。しかし、このような大事件だけしか見ないとすれば、多くの人々にとって薬害は他人事にしか見えないかもしれません。

しかし、人災として起こる健康被害は大規模なものとは限らず、脅かすわけではありませんが、いつ身近に起こっても不思議ではありません。というのは、医療従事者（医師、薬剤師、看護師など）の薬に対する認識不足に由来する健康被害が、医療現場でしばしば起こっているからです。

薬の名前を間違えて誤った薬を投与してしまい、患者さんが死亡したり意識不明の重体になったりしたという事例（第2章「薬の名前」）や、薬の副作用として現れた症状を本当の病気と思い込んで別の薬を追加してしまったために、今度はその追加した薬の副作用で患者さんがいっそう苦しい目にあったという事例、眠れないという訴えのまま睡眠薬を増量し続けたため、もうろう状態となった患者さんが倒れてけがをしたという事例など、挙げるときりがありません。

こういう事例は「医療過誤」や「医療事故」として扱われがちですが、過誤や事故というのは、薬の正しい使い方を本当は知っているのにうっかり過ちを犯してしまったというような事例に限定されるべきだと考えます。もともと薬の正しい使い方を知らないために引き起こされた健康被害を、過誤や事故ですませていいとは思えません。こういう無知、無自覚な人が起こした健康被害は、日常診療にひそむ「薬害」といえるのではないでしょうか。

一方、患者さんの中には、薬害という言葉を副作用被害と同じ意味に用いる人もいらっしゃいます。しかし、避けようとしても避けられない、予測不能の有害反応はたくさんありますので、この言い方も間違っています。

大勢の人々が被害に遭う大規模薬害については、社会の構造を改革しなければ根絶は望めません。しかし、医療従事者の認識不足による健康被害は、薬物治療教育を徹底させれば減らすことができます。ただし、残念ながら、十分な薬物治療教育を行っている医療系大学は少ないのが現状で、抜本的な教育改革が望まれます。

なぜ、やめられないのですか？

第8章

薬の乱用

正しく用いれば、薬は人に幸せをもたらすことができます。しかし、一部には、誤った使い方をすると自分自身に健康被害をもたらすばかりか、周囲の社会にとっても大きな被害を引き起こしかねない薬があります。薬の乱用を防ぐためには、乱用されやすい薬についてよく知っておくことが大切です。

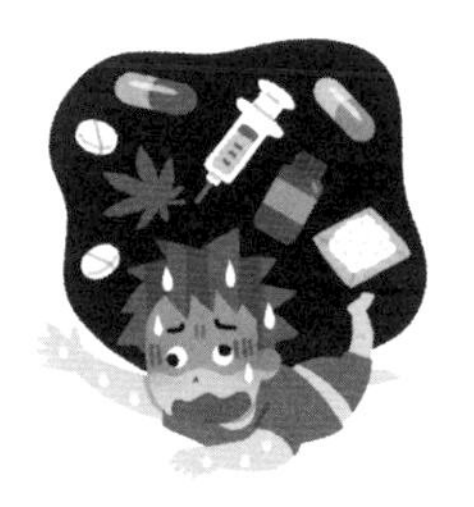

薬物乱用とは

薬を飲むことをすすめると、「一度飲み始めると、やめられなくなるのでしょう？」と、心配そうに尋ねる患者さんがよくいらっしゃいます。第16章「薬と上手につきあうには」であらためて説明しますが、これは一般的にいうと誤りです。

しかし、例外はあります。用いると一時的な快楽が得られる薬物がそれで、ほとんどは精神状態に影響を与える**向精神物質**です。用いることによって、不安な気分が落ち着いて楽になったり、逆に気分が高揚して不安がなくなったり、ふだん経験できないような快い感覚を体験したりすると、人は再びその薬物を欲するようになります。

それでも理性によってコントロールできればいいのですが、薬物への欲求が理性を越えると、それがなくては耐えられない状況に陥ってしまうことがあります。これが**薬物依存**です。よく見られるのは、薬物がなくては精神的に耐えられないという状態（**精神依存**）ですが、モルヒネやバルビツール酸、アルコールなどでは、心だけでなく、体にとっても薬物なしには耐えられなくなる状態（**身体依存**）が生じることがあります。これに陥ると、薬物を中断すると**離脱症状**（いわゆる禁断症状）が現れ、時に重症となります。

また、使用を繰り返すうちに同じ量では効かなくなることがしばしばあり、これを**耐性**といいます。耐性を生じると薬物の使用量は増え続け、それとともに様々な有害反応が現れ、重くなっていきます。

依存性や耐性のために、このような薬物は、医療上必要がなくても意図的に使用されたり、医療上必要な量を超えて意図的に使用されたりしがちです。これを**薬物乱用**といい、薬物への欲求が昂じると反社会的な行動を起こす人も出てきます。

乱用はなぜ始まったか

薬物が乱用される要因として、第一に、合法にせよ違法にせよ、その薬物が入手できること、第二に、医療上は必要がないにもかかわらず、その薬物を求める人がいること、第三に、社会環境がその薬物の使用を促すこと、の3つが挙げられると思います。今日、薬物乱用が珍しくなくなった背景としては、特に、第三の条件が満たされる世の中になったことが大きい気がします。というのは、第一、第二の条件ははるか昔から満たされていたにもかかわらず、乱用が広がり始めたのは近代になってからと思われるからです。

世界的に見ると、たとえばアメリカ先住民族など、向精神物質やそれを含む植物やキノコを常用してきた人々が古くからいました。しかし、それは乱用を許してきたというわけではありません。多くの場合、「神々の世界」との交流を体験させる聖なる薬物として、**シャーマニズム**注1)の儀式などに用いられてきました。向精神物質の使用は、その共同体の目的にかなう行為であったわけです。

注1) 脱魂や憑依など特殊な心理状態(トランス)となった巫女(みこ)や祈禱師(シャーマン)が神や霊と接触し、卜占(ぼくせん)や予言、治病などを行う呪術や宗教。

また、アヘンは、紀元前3000年頃からメソポタミアや地中海沿岸の古代文明で鎮痛薬などとして用いられてきたと考えられていますが、18〜19世紀にヨーロッパ(特にイギリス)から三角貿易により清朝中国に持ち込まれるまでは、大きな問題とはなりませんでした。

しかし、近現代のストレスの多い社会においては、向精神物質は、従来の巫覡(ふげき)卜占の媒体としてではなく、個人的快楽の追求や現実逃避の手段として安易に用いられるようになりました。

乱用されやすい薬物

では、乱用されやすい薬物にはどのようなものがあるのでしょうか。ドーピング(スポーツ競技における乱用)の場合を除けば、乱用されやすいのはほとんどが向精神物質です。ただ、向精神物質といっても精神作用の現れ方はいろいろです。

そこで、どのような精神作用をもたらすかによって、乱用されやすい向精神物質を分類してみると、①主として**鎮静作用**をもたらす薬物、②主として**興奮作用**をもたらす薬物、③主として**知覚の変化**をもたらす薬物の3群に分けられます(実際は、このようにきれいに分けられるわけではありませんが、理解していただくための便宜的な分類です)。

表8－1　乱用されやすい薬物

主作用	主な薬物群		主な薬物	依存性 精神	依存性 身体	耐性
鎮静作用	モルヒネ類（オピオイド）	天然オピオイド	アヘン（モルヒネ・コデインなどを含む生薬）	+++	+++	+++
			モルヒネ、コデイン			
		半合成／合成オピオイド	ヘロイン オキシコドン フェンタニル ペチジン メサドン ペンタゾシン ブプレノルフィン ブトルファノール トラマドール			
	催眠鎮静薬	バルビツール酸系	チオペンタール アモバルビタール ペントバルビタール フェノバルビタール	++	++	++
		ベンゾジアゼピン系	トリアゾラム ジアゼパム フルニトラゼパム	+	+	+
		麻酔薬	プロポフォール	-	-	-
		酒類	エタノール	++	++	++
興奮作用	局所麻酔薬		コカイン	++	-	-
	覚醒アミン		アンフェタミン メタンフェタミン メチルフェニデート	+++	-	++
	キサンチン誘導体		カフェイン	-～+	-	-
知覚変化	幻覚薬	フェニルエチルアミン	メスカリン	++	-	+
		インドールアルキルアミン	シロシビン シロシン リセルグ酸ジエチルアミド（LSD）			
		フェニルイソプロピルアミン	ジメトキシメチルアンフェタミン（DOM） メチレンジオキシメタンフェタミン（MDMA）			
	麻酔薬		フェンシクリジン（PCP） ケタミン	+～++	+～++	+～++
	カンナビノイド		大麻（テトラヒドロカンナビノール、カンナビノール、カンナビジオールなどを含む生薬）	+～++	-	-
その他	タバコ		ニコチン	++	-～+	+

この分類にしたがって、代表的な薬物を表8-1にまとめました。なお、ここには医薬品として認められていない薬物も含まれています。

鎮静作用をもたらす薬物

このグループの代表は何と言っても**アヘン**、もしくはアヘンに由来する化合物です。アヘンは**ケシ**（*Papaver somniferum*、図1-3）や**アツミゲシ**（*Papaver setigerum*）の未熟果（いわゆるケシ坊主）に刃物で傷をつけて流れ出る果液を乾燥させて固めたものです。モルヒネやコデイン、パパベリン、ノスカピン、テバインなど多種類のアルカロイドを含み、数千年来、鎮静薬・鎮痛薬として用いられてきました。鎮静・鎮痛をもたらす主な成分は**モルヒネ**です。モルヒネに比べると劣りますが、コデインにも同様の作用があります。パパベリンやノスカピンにはそれらの作用はほとんどありませんが、気管支拡張作用や鎮咳作用があるため医薬品に配合されています。テバインはむしろ神経を興奮させ、医薬品としては用いられませんが、これをもとに多くの合成鎮痛薬が作られました。このように、アヘンはいわば薬の宝庫なのです。

アヘンという呼称は、ギリシャ語でケシを意味する**オピウム**（opium）から来ています。opiumがアラブに伝わってafyunとなり、さらに中国へ伝わってa-fu-youg（阿芙蓉）やya-pien（阿片）に変化し、この阿片を日本では「アヘン」と読むことになったわけです。オピウム→アヘンの変化は、まるで伝言ゲームのようですね。

アヘンはもともとは口から飲んでいたようです。ただ、モルヒネは肝臓で代謝されやすいため経口投与で全身循環に入るのは25%程度に過ぎず、体内に入る量は限られていました（第5章「薬のたどる道」）。ところが、中国に持ち込まれた後、タバコのように吸煙されるようになると、容易に体内に入るため依存性・耐性が生じやすく、中毒者が急増しました。

18世紀までアヘンはそのまま生薬として用いられてきましたが、成分の約10%を占める主成分が1804年に単離されました（第1章

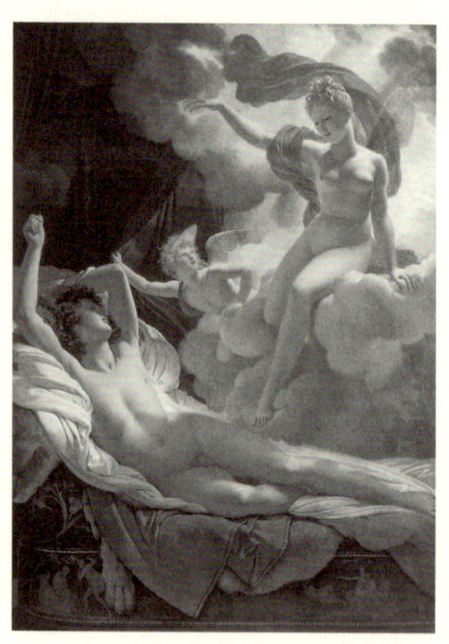

図 8-1　ピエール＝ナルシス・ゲラン「モルフェウスとイリス」(1811年、エルミタージュ美術館蔵)
横たわる美青年が夢の神モルフェウス。雲の上から彼を見ている美少女は、彼を起こしに来た虹の女神イリス。

「薬とは何か」)。この主成分には強い鎮静作用があったため、ギリシャ神話の眠りの神ヒュプノス（Hypnos）の子、夢の神**モルフェウス**（Morphius、図 8-1）にちなんで、モルヒネ（morphine）と命名されました。ちなみに、ギリシャ神話のヒュプノスは、ローマ神話ではソムヌス（Somnus）となりますが、どちらも「眠り」を意味します。ケシの学名（*Papaver somniferum*）にもソムヌスが顔を出していますね。

モルヒネの中枢神経抑制作用は強く、過量投与すると呼吸まで抑制されてしまいます。しかし、鎮静作用に加えて優れた鎮痛作用を示すため、癌性疼痛や術後疼痛、心筋梗塞痛などの激しい痛みの治療にはなくてはならない薬となっています。投与量をきちんと管理すればまったく問題ありませんが、無制限に使用すると、著しい多幸感のために強い精神依存が生じ、容易に耐性を生じることから摂取量が増加し、有害反応（中毒）を助長します。また、身体依存を生じ、強い離脱症状が現れます。

モルヒネが単離されても、作用機序はなかなかわかりませんでした。しかし、20世紀後半に至り、痛みを伝える神経にモルヒネが結合する蛋白質（受容体）が存在し、モルヒネはこれに結合することで痛みの伝達を抑制することがわかりました。次いで、生体内には、この受容体に結合するモルヒネと似た物質（**Met-エンケファリン**、**Leu-エンケファリン**、**β-エンドルフィン**など）が存在することもわかりました。

モルヒネ類縁物質を**オピオイド**と総称します（オピウムのようなもの、という意味です）。アヘンに含まれるアルカロイドは天然オピオイドですが、近年はそれらをもとにさまざまな誘導体が合成されています。

その中で、モルヒネをアセチル化して作られた**ヘロイン**（ジアセチルモルヒネ）は、当初は（信じがたいことに）咳止めの飲み薬として発売されましたが、静脈注射するとこの上ない多幸感が得られるため、多くの中毒者を生みました。著しい快感が得られる反面、強い身体依存性があり、中断すると激痛・不快感を伴って猛烈な退薬症候を引き起こします。「麻薬の王者」といわれ、世界中で規制の対象とされています。

医療上、オピオイドは主として鎮痛薬として用いられていますが、不眠や不安、興奮の治療を目的とする場合は、ふつう、催眠鎮静薬と呼ばれる薬物群が用いられます。表8-1に示すように、バルビツール酸系やベンゾジアゼピン系の薬、静脈麻酔薬のプロポフォール、アルコールなどがそれで、いずれも$GABA_A$受容体の活性を上昇させることで中枢神経系を抑制します（第5章「薬のたどる道」）。正しく用いれば、これらは優れた治療薬です。特にベンゾジアゼピン系は安全性が高く、身体依存性も耐性も生じにくいため、広く使用されています。

催眠鎮静薬はモルヒネとは異なり、多幸感を求めて乱用されるのではなく、社会環境への不適応を解消するために乱用されることが多いようです。不安や緊張、抑鬱、不眠などを自覚しやすい人が、それらから逃れるために薬に頼るという場合が多いのです。

興奮作用をもたらす薬物

南米のペルーやボリビアでは、コカノキ（*Erythroxylum coca*）の葉のエキスをお茶として飲んだり、葉を噛んだりする習慣が古くからあり、気分を高揚させて疲労感や眠気を除いたり、恐怖感を忘れさせたりするとされていました。この薬効成分が単離されたのは1850年代のことで、コカノキにちなんで**コカイン**と命名されました。

コカインを口にすると舌がしびれるため、局所麻酔薬として利用できる可能性が示され、19世紀末には眼科手術や抜歯に用いられました。この作用は、末梢神経のナトリウムチャネル（細胞膜にあるナトリウムイオンの通り道）をコカインが阻害するために現れます。しかし、コカインには強力な中枢興奮作用があって使いにくかったため、コカインを原型としつつも中枢作用の少ない**プロカイン**が合成されました。今日ではさらに優れた局所麻酔薬が多数開発されたため、コカインを局所麻酔薬として用いることはほとんどなくなりました。

一方、古くから知られた中枢興奮作用は、脳内ノルアドレナリンやドパミンの濃度を上昇させ、神経を興奮させることによります。強い精神高揚感や陶酔感をもたらすためしばしば乱用され（かのシャーロック・ホームズも！）、過量投与されると幻覚や妄想が現れます。薬が切れると倦怠や脱力、抑鬱を感じるため、強い精神依存が生じます。従来は注射薬でしたが、最近では「クラック」といって、コカインの塊を熱して吸煙する方法が用いられています。

ついでにいうと、19世紀に生まれたコカ・コーラには、20世紀初頭まで、その名の通りコカの葉のエキスが（つまりはコカインが）入っていました（今はもちろん入っていません）。

さて、乱用される薬物のうち最も多いのは、いわゆる「覚醒剤」です。「覚醒剤」の原型は、1887年に合成された**アンフェタミン**で、コカインに似て、脳内ノルアドレナリンやドパミンの濃度を高めることにより、強い中枢興奮作用を示します。

アンフェタミンや類縁物質を摂取すると、著しい爽快感や精神高揚感が現れ、自信に満ち、決断が早くなります。しかし、端（はた）から見ると落ち着きがなく多弁となり、精神的刺激を受けやすくなり、立腹しやすくなります。薬が切れると抑鬱や倦怠、脱力、不安感に陥るため、使用を繰り返します。反復して使用すると幻覚や妄想が現れることがあります。また、耐性とは逆に感受性が亢進し、逆耐性を生じることがあります。

1893年、エフェドリン（第1章「薬とは何か」）から長井長義により合成された**メタンフェタミン**はさらに強力で、ヒロポンという商標で戦前より販売され、「強壮薬」として軍でも民間でもよく用いられました。現在では厳重な管理のもと、一部の精神疾患の治療薬として用いられています。

知覚の変化をもたらす薬物

現実には存在しないものが見えたり、現実の姿形とは著しく異なって見えたり、存在しない音や声が聞こえたりする感覚・知覚の異常を**幻覚**といいます。著しい幻覚を引き起こす薬を幻覚薬といいますが、見ているものが大きく歪んだり、渦を巻いたり、ありえないような色彩になったり、表現できないような神秘的で不思議な感覚を味わったりと、いわゆる「サイケデリック」な体験が得られるといいます。このような効果は、呪術や宗教、芸術などに古くから影響を与えてきました。また、精神疾患の治療への応用が試みられたこともあります。しかし、1960年以降、乱用が問題視され、法律で規制されるようになりました。今日の「脱法ドラッグ」や「危険ドラッグ」も、多くはこのグループに属します。

古くから用いられてきた幻覚薬としては、アメリカ大陸先住民たちがシャーマニズムの媒体として用いた生薬がよく知られています。彼らは、**ペイヨーテ**（*Lophophora williamsi*）という幻覚性サボテンや、**シロシベ**（マジック・マッシュルーム）と呼ばれるシビレタケ属やヒカゲタケ属などの幻覚性キノコを用いてきました。ペイヨーテの幻覚成分は**メスカリン**、シロシベのそれは**シロシビン**や**シロシン**というアミン化合物です。

幻覚薬の代表ともいえる有名なLSDは、**麦角菌**（*Claviceps purpurea*）というムギに付くカビの一種から単離されたリゼルグ酸という物質をもとに半合成された化合物で、正式名はリゼルグ酸ジエチルアミドといいます（LSDは、これをドイツ語表記したときの頭文字です）。また、エクスタシーとも呼ばれる**MDMA**（メチレンジオキシメタンフェタミン）は、アンフェタミンやメスカリンに似た構造を持つ合成幻覚薬で、中枢興奮作用とともに幻覚作用を示します。

幻覚薬の作用機序は明らかではありませんが、セロトニンによる脳内神経伝達に異常を来すことによるといわれています。

静脈麻酔薬として開発されたフェンシクリジンやその誘導体のケタミンは、作用機序は異なりますが、やはり幻覚をもたらすため乱用されて問題になっています。

大麻（マリファナ、ハシシュ）は、強い幻覚作用があるわけではありませんが、時間・空間の感覚を変化させたり、想像力を高めたり、夢幻的な快感をもたらしたりする作用があります。大麻は**アサ**（*Cannabis sativa*）の生薬で、**テトラヒドロカンナビノール**（THC）をはじめとするアルカロイド（**カンナビノイド**と総称される）を含み、これらが特有の効果をもたらします。

モルヒネが結合するオピオイド受容体が生体に存在するのと同じように、カンナビノイドが結合する受容体も発見されており、慢性疼痛をはじめ数多くの疾患への応用が期待されています。

大麻の依存性や毒性は低く、身体に対しては比較的安全な薬物です。規制は国により様々ですが、最近は、オランダをはじめ解禁される国が増えています。嗜好品としては禁止しても医療や研究での使用であれば認めている国は多いのですが、日本は法規制が最も厳しい国のひとつで、医療上の使用も認められていません。少なくとも、医療上の有用性を研究しやすい環境にしてもらいたいものです。

麻薬とは何か

さて、これまでは、**麻薬**という言葉をなるべく避けて話をしてきました。なぜかというと、「麻薬」の定義は歴史的にも地域的にもいろいろあって、混乱を招くからです。一般には、精神に強く作用し、精神依存性とともに身体依存性が強く、重い有害反応や離脱症状を示す薬物を指すようですが、統一的な定義はありません。少なくとも科学的な（薬理学的な）用語とはいえず、概して、薬物を規制する法律上の用語と考えてよいと思います。

日本では、乱用されやすい薬物を「**薬物4法**」と呼ばれる法律で規制しています。すなわち、①**アヘン法**（ケシ科植物の規制）、②**麻薬及び向精神薬取締法**（麻薬性鎮痛薬・催眠鎮静薬・幻覚薬の規制）、③**覚醒剤取締法**（アンフェタミン類の規制）、④**大麻取締法**（大麻類の規制）の4法です。

これらの法律によると、アヘンやモルヒネ、コカイン、THC、MDMAは「麻薬」ですが、バルビツール酸やベンゾジアゼピン、アンフェタミン、大麻は「麻薬」ではありません。バルビツール酸やベンゾジアゼピンは「向精神薬」、アンフェタミンは「覚醒剤」、大麻はそのまま「大麻」として規制されます。化学的に見ればMDMAとアンフェタミンは近く、作用から見ればコカインとアンフェタミンは近く、THCは大麻の主成分であるにもかかわらず、これらは別々に分類されています。この章を読んできた人には、こういう分類は科学的にはナンセンスだということがおわかりかと思います。

今日では多くの向精神物質が法的規制の対象となっていますが、厳しく規制されたためにかえってブラックマーケットでの流通が促され、犯罪の発生を助長しているという側面もあります。適度の規制は必要ですが、やはり、薬について正しい教育を行うことが一番の乱用防止策ではないでしょうか。

いっしょに飲んでも大丈夫ですか？

第９章

薬と薬の相互作用

薬と体の相互作用については第４章と第５章ですでに解説しましたが、医療の現場では、同時に使用している薬と薬の相互作用が無視できないことがよくあります。薬と薬の相互作用は、薬物動態のプロセスか、薬力学のプロセスのいずれかで起こります。このような相互作用は避けたい場合もありますが、逆に利用することもしばしばあります。また、食品・嗜好品・健康食品などと薬が相互作用を起こすこともあります。正しい薬物治療を行うためには、患者さんが用いているすべての薬を知るとともに、相互作用を起こしうる生活習慣がないかどうか確認することがたいへん重要です。

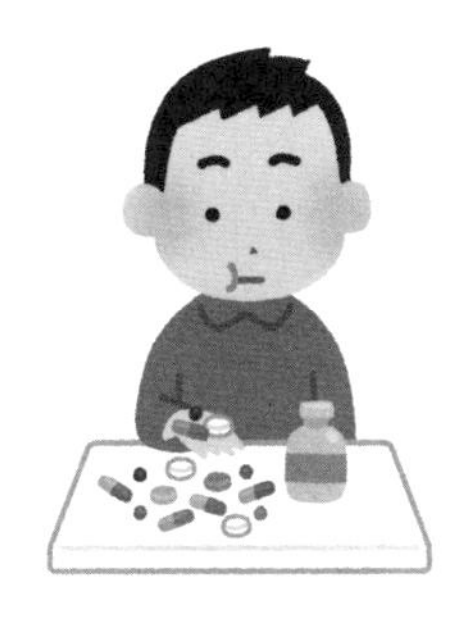

薬物相互作用

人口の高齢化などにより、2種類以上の薬を同時に飲んでいる人が増えています。2種類どころか10種類以上もの薬を飲んでいる人もたくさんいらっしゃいます（そんな事態は、できれば避けたいところですが……)。その上、販売されている医薬品の種類がきわめて多いため（日本では、有効成分の数にして2,400種類もの薬が売られています)、無数の「飲み合わせ」が起こります。

近頃は相互作用について耳にする機会が増えたのか、「こんなに飲んで大丈夫でしょうか」、「他の病院でこれを処方されましたが、こちらでもらっている薬と一緒に飲んでも問題ないでしょうか」などと尋ねられる患者さんも増えてきました。

食べ物には昔から「食べ合わせ」があるといわれてきましたが、薬にも「飲み合わせ」があります。鰻と梅干しのように、「食べ合わせ」の方は疑わしいものがほとんどですが、「飲み合わせ」には科学的な根拠があります。

薬の効き目は「薬と体の相互作用」で決まると言いましたが、それは投与される薬が1種類だけの場合です。2種類以上の薬を同時に投与する場合は、それほど単純ではなくなります。「薬と体」だけでなく「薬と薬」の相互作用が無視できなくなるからです。薬同士が影響し合って効果が強められたり弱められたり、一つの薬では見られない副作用が現れたりします。当然、薬の数が増えれば増えるほど事態は複雑になります。

このように、複数の薬を併用することによって薬効や有害反応が強くなったり弱くなったりすることを、**薬物相互作用**といいます。相互作用には、薬効を弱めたり有害反応を起こしやすくしたりして望ましくないものもたくさんありますが、逆に、薬効の増強や有害反応の抑制を目的として、治療に利用する場合も少なくありません。

相互作用の分類

相互作用は、薬が体に吸収されるときから体外に排泄されるときま

表９-１　相互作用の分類

分　類	何を起こすのか	発生する過程	機　　序
薬物動態上の相互作用	作用部位の薬物濃度を増加または減少させる	吸収過程	消化管運動の変動 消化管内での結合 消化管内 pH の変動 トランスポーター活性の変動
		分布過程	血漿蛋白質結合の競合 トランスポーター活性の変動
		代謝過程	代謝酵素活性の増加 代謝酵素活性の減少
		排泄過程	トランスポーター活性の変動 尿 pH の変動
薬力学上の相互作用	作用部位の薬物濃度を変えずに、効果を増強または減弱する	標的分子への結合から効果発現までの過程	多種多様

でのさまざまなプロセスで起こります。薬の組み合わせは無数にあるため、これまでに知られていない相互作用が新たに起こる可能性も十分あります。したがって、過去に発生した相互作用を知っておくことも大事ですが、相互作用が発生する機序をよく理解し、起こりうる相互作用を予測できる力を養うことが重要です。そこで、相互作用が発生する主な機序について見ていくことにしましょう。

まず、相互作用をよく理解するためには、それが発生するプロセスによる分類が役に立ちます。表9-1に示すように、相互作用は、**薬物動態上**で発生するものと**薬力学上**で発生するものの２つに大別でき、このうち薬物動態上の相互作用は、４つのプロセス（**吸収**、**分布**、**代謝**、**排泄**）のいずれで発生するかによってさらに細分類できます。

残念ながら、これらすべてについて詳しく説明する余裕はありませんが、しばしば起こる相互作用について以下で簡単に説明します。

薬物動態上の相互作用

薬物動態上の相互作用は、吸収、分布、代謝、排泄のいずれのプロセスでも起こる可能性があり、多くの場合、薬効を弱めたり有害反応

表9－2　薬物動態上で起きる好ましくない相互作用

相互作用する薬物	影　響	相互作用の機序
酸化マグネシウム と テトラサイクリン系抗生物質	効果の減弱	テトラサイクリン系抗生物質やキノロン系抗菌薬、ビスホスホネート系薬は、下剤や鉄剤、牛乳、ミネラルウォーター（硬水）に含まれる金属イオンと結合して吸収されにくくなる。
アゾール系抗真菌薬 と HMG-CoA 還元酵素阻害薬	横紋筋融解	アゾール系抗真菌薬やシメチジンは CYP に結合して活性を阻害するため、CYP で代謝される HMG-CoA 還元酵素阻害薬などの有害反応を誘発しうる。
フルオロキノロン系抗菌薬 と オランザピン	高血糖	フルオロキノロン系抗菌薬やフルボキサミンは CYP1A2 を阻害するため、これで代謝されるオランザピンやテオフィリンの有害反応を誘発しうる。
バルプロ酸 と ワルファリン	出血	バルプロ酸やアミオダロンは CYP2C9 を強く阻害するため、これで代謝されるワルファリンやフェニトイン、セレコキシブなどの有害反応を誘発しうる。
パロキセチン と フレカイニド	不整脈	パロキセチンやアミオダロンは CYP2D6 を強く阻害するため、これで代謝される抗精神病薬や抗不整脈薬（フレカイニドなど）、β 受容体拮抗薬の有害反応を誘発しうる。
マクロライド系抗生物質 と シクロスポリン	腎障害	マクロライド系抗生物質は CYP3A4 を強く阻害するため、カルシウムチャネル遮断薬、アトルバスタチン、トリアゾラム、シクロスポリンなどの有害反応を誘発しうる。
グレープフルーツジュース と カルシウムチャネル遮断薬	低血圧	グレープフルーツの成分が小腸の CYP3A4 を阻害するため、カルシウムチャネル遮断薬など CYP3A4 で代謝される経口薬の有害反応を誘発しうる。
リファンピシン と カルシウムチャネル遮断薬	効果の減弱	リファンピシンやフェニトインは CYP3A4 を強力に誘導するため、カルシウムチャネル遮断薬、副腎皮質ホルモン、経口避妊薬、免疫抑制薬などが効きにくくなる。
セント・ジョーンズ・ワート と 経口避妊薬	効果の減弱	セント・ジョーンズ・ワート抽出物は CYP3A4 や CYP1A2 を誘導するため、併用薬の効果を弱めることがある。
アトルバスタチン と ジゴキシン	ジギタリス 中毒症状	アトルバスタチンやベラパミル、マクロライド系抗生物質、シクロスポリンなど MDR1 を阻害する薬物は、これで排泄されるジゴキシンの有害反応を誘発しうる。

を招いたりして好ましくない結果を生みます。その代表例を表9-2に示しますが、本当は無数といってもよいほどの組み合わせが知られており、とても覚えてはいられません。新しく薬を処方する場合、医師は添付文書で相互作用が起こりうる併用薬を必ず確認するべきです。

4つのプロセスのうち、相互作用が最も起こりやすいのは代謝過程です。薬には、代謝酵素の活性を低下させたり、上昇させたりする性質を持つものがあり、そのような薬を他の薬と併用すると、もう一方の薬の代謝が遅くなって血中濃度が上昇しすぎたり、代謝が速くなって血中濃度が十分上昇しなかったりします。相互作用に関与する代謝酵素の大部分は**チトクロムP450**（CYP）で、活性が阻害されることによるものが70〜80%、活性が誘導されることによるものが20〜30%を占めるといわれます。

相互作用は医薬品同士で起こるだけではなく、食品や嗜好品と医薬品との間で発生することもあります。表9-2にも含めていますが、**グレープフルーツジュース**や**セント・ジョーンズ・ワート**[注1]（St. John's wort）と医薬品との相互作用は、なかでもよく知られています。正しい薬物治療を行うためには、患者さんがこれらのものを飲んだり食べたりしていないかどうか、しっかり把握していなければなりません。

注1）オトギリソウ科の多年草セイヨウオトギリの英語名。ヨーロッパに自生し、伝統的に、聖ヨハネの日（6月24日）に刈り取られ、乾燥させてハーブティーとして用いられてきた。抽出物に抗鬱効果のあることが示されて以来、抗鬱薬として広く処方される国もある。

ところで、薬物動態上の相互作用を治療に利用することもときにはあります。その代表例が、パーキンソン病治療薬です（図9-1）。

パーキンソン病は、大脳基底核という脳の一部で、**ドパミン**という神経伝達物質（ある神経から別の神経へ情報を伝える化学物質）を分泌する神経細胞が、何らかの原因で変性・脱落することによって発症します。症状の多くはドパミンが枯渇するために現れるため、ドパミンを補充するのが治療の基本です。しかし、ドパミンは血液脳関門（第５章「薬のたどる道」）を通過できないので、人体に投与しても脳の病巣まで到達できません。そのため、血液脳関門を通過でき、脳内でドパミンに変わる**レボドパ**という物質を投与します。しかし、単にレボドパを投与するだけでは、**芳香族アミノ酸脱炭酸酵素**（AADC）

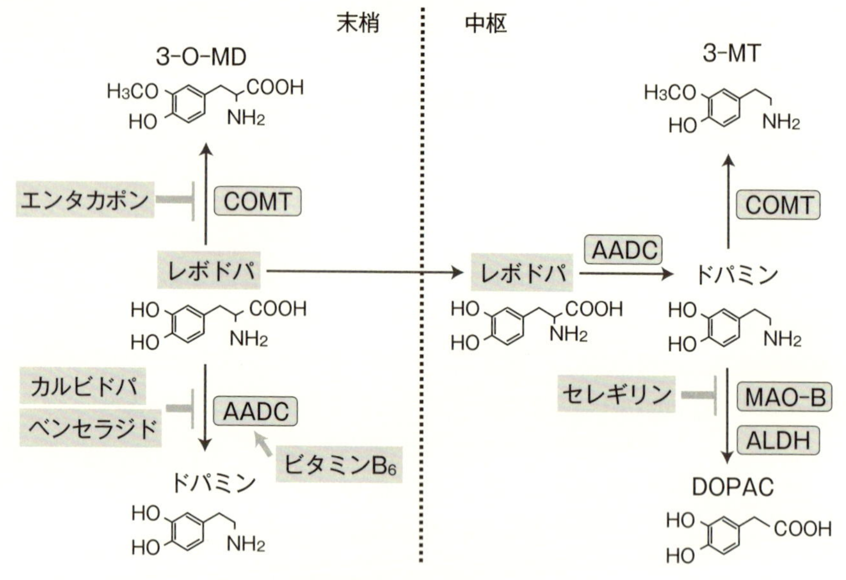

図9－1　レボドパと相互作用

3-O-MD：3-O-メチルドパ、3-MT：3-メトキシチラミン、DOPAC：3、4-ジヒドロキシフェニル酢酸、AADC：芳香族アミノ酸脱炭酸酵素、COMT：カテコール-O-メチルトランスフェラーゼ、MAO：モノアミンオキシダーゼ、ALDH：アルデヒド脱水素酵素。

という酵素によって脳に入る前に99%がドパミンに代謝され、ほとんど脳内に入ることができません。

そこで、AADCを阻害する薬（**カルビドパやベンセラジド**）を併用し、脳に入る前にレボドパがドパミンに変わるのを抑制します。これにより、脳に入るレボドパを投与量の10%程度にまで高めることができます。これらの酵素阻害薬と一緒に投与しなければ、レボドパに十分な薬効を発揮させることは困難です。そのため、レボドパとAADC阻害薬の両方を含む配合剤を用いるのがふつうです。最近では、レボドパの脳内移行をさらに高めるため、**カテコール-O-メチルトランスフェラーゼ**（COMT）を阻害する**エンタカポン**という薬をさらに加えた3成分の配合剤も販売されています。

薬力学上の相互作用

薬力学における相互作用は、薬物が標的分子に到達した時から効果をあらわすまでの間に、他の薬の作用と干渉し合って発生します。標的分子への結合から様々な情報伝達系の変化（活性化または抑制）を経て効果発現に至るプロセスのあらゆる時点で発生する可能性があり、発生機序は無限にあります。したがって、機序によって系統的に分類することは容易ではありません。

薬力学上の相互作用の結果としては、有害反応が起きることももちろんありますが、むしろ、作用機序が異なる複数の薬物を積極的に併用し、相互作用（いわゆる**相乗効果**）を利用することの方がはるかに多いと思います。これを**併用療法**といいます。

たとえば、高血圧症では、**レニン-アンギオテンシン系阻害薬**だけでは血圧が十分下がらなかった場合、しばしば**チアジド系利尿薬**が併用されます。これらは作用機序がまったく異なる上、理論的にも好ましい組み合わせで、事実、併用により高い降圧効果が得られます。

このような併用療法は多くの病気に対してごく普通に行われていますが、ここでは、好ましくない相互作用の代表例を表9-3にまとめておきます。

なお、医薬品以外によっても薬力学上の相互作用は起こります。

たとえば、納豆、藻類（クロレラ、海藻など）、緑黄色野菜（モロヘイヤなど）などビタミンKを多く含む食べ物は、抗凝固薬ワルファリンの効果を弱めることがよく知られています。**ワルファリン**は、ビタミンKに構造が似ているため、ビタミンKを必要とする血液凝固因子の合成を阻害します。ビタミンKと競合して作用するので、ビタミンKが豊富に存在すると効きにくくなります。特に納豆菌は腸内でビタミンKを生合成するので、少量の納豆でも大きい影響を及ぼすことがあります。ワルファリンを飲む人は納豆を食べてはいけませんし、海藻や野菜を大量に摂ることは避けなければなりません。

表9－3　薬力学上で起きる好ましくない相互作用

相互作用する薬物	症　状	相互作用の機序
エタノール（酒） と ベンゾジアゼピン系薬	中枢神経系抑制	どちらもGABA_A受容体の親和性を高めて中枢神経系を抑制するため、併用すると作用が強まり、ふらつき、健忘症、意識レベル低下などを来す。
非ステロイド性抗炎症薬 と アンギオテンシン変換酵素阻害薬	降圧効果減弱	プロスタサイクリン合成の促進作用と抑制作用が拮抗し、アンギオテンシン変換酵素阻害薬の効果が弱まる。
ホスホジエステラーゼ5阻害薬 と 有機硝酸薬	急性循環不全	どちらも血管平滑筋細胞のcGMP濃度を高めて血管を拡張するため、併用すると、急激な血圧低下、循環不全を招く。
カリウム喪失性利尿薬 と ジゴキシン	不整脈など	ループ利尿薬やチアジド系利尿薬により血清カリウム濃度が低下すると、ジゴキシンによる有害反応が現れやすくなる。
抗菌薬 と ワルファリン	出血	抗菌薬で腸内細菌が減少すると、菌によるビタミンK産生が低下し、ワルファリンによる凝固因子産生阻害が強くなり、出血しやすくなる。
βアドレナリン受容体拮抗薬 と 血糖降下薬	低血糖の延長	βアドレナリン受容体拮抗薬により肝臓のβ_2受容体が抑制されていると、血糖降下薬による低血糖からの回復が遅れやすくなる。
フィブラート系薬 と HMG-CoA還元酵素阻害薬	横紋筋融解	それぞれ単独でも横紋筋融解を起こす可能性があるが、併用により起こりやすくなり、また重症化しやすくなる。
非ステロイド性抗炎症薬 と キノロン系抗菌薬	痙攣	キノロン系抗菌薬は、抑制性伝達物質GABAの受容体結合を抑制して痙攣を引き起こすことがあるが、非ステロイド性抗炎症薬はこの作用を強める。

有害な相互作用を避けるには

相互作用によって起きる有害反応を避けるには、むやみに多くの薬を処方しないこと、処方しようとする薬に起こりうる相互作用を知っておくことはもちろんです。しかし、患者さんは他の医療機関にもかかっているかもしれないので、これだけでは十分ではありません。現在の医療システムでは、ある病院で処方された薬を別の病院の医師が知ることは容易ではありません。そこで、現在処方されているすべての薬を患者さんから聞き出して知っておくことがきわめて重要となります。

医師の側は、他で処方された薬がないかどうか、健康補助食品の使用や食品の嗜好性なども問診で聞き出す必要があります。また、処方に当たっては、必要のない薬を出すのは言語道断ですが、必要と考えた薬であってもなるべく数を抑制する努力が払われるべきです。そのようなことに無頓着な医師を信用してはいけません（第16章「薬と上手につきあうには」）。

なお、第2章「薬の名前」ですでに話しましたが、本来、配合剤は、併用しないと十分な薬効が得られなかったり、併用しないと有害反応が起こりやすかったりする場合に、科学的な根拠に基づいて配合するものです。先ほど述べたレボドパ・芳香族アミノ酸脱炭酸酵素阻害薬配合剤（商品名メネシットなど）や、抗がん剤のテガフール・ギメラシル・オテラシル配合剤（商品名ティーエスワン）などはその代表例といえるでしょう。

ところが昨今は、生活習慣病治療薬の配合剤が安易に作られる傾向にあります。降圧薬＋降圧薬、血糖降下薬＋血糖降下薬、降圧薬＋コレステロール降下薬、抗血小板薬＋抗血小板薬等々……（第2章「薬の名前」）。しかも2成分どころか3成分の配合剤もつくられようとしています。これがエスカレートすると、含まれている成分に医師が気づかず、他薬との相互作用が起こる危険性が増します。早急に、配合剤製造の基準が作られるべきです。

この薬、私に効きますか？

第10章

薬が効きにくい人、効きすぎる人

薬の効き目や副作用の現れ方には、大きな個人差があります。薬物相互作用や生活習慣、加齢、臓器障害なども個人差を生む大きな要因ですが、本章では、遺伝子の違いによる薬効・有害反応の違いについて解説します。個人の特徴を決める遺伝子多型は、薬物動態や薬力学（薬物感受性）に大きな影響を与えることがあります。また、がん細胞や病原体は、遺伝子変異を起こして薬への耐性を獲得するため、以前は効いていた薬が効かなくなることがよくあります。

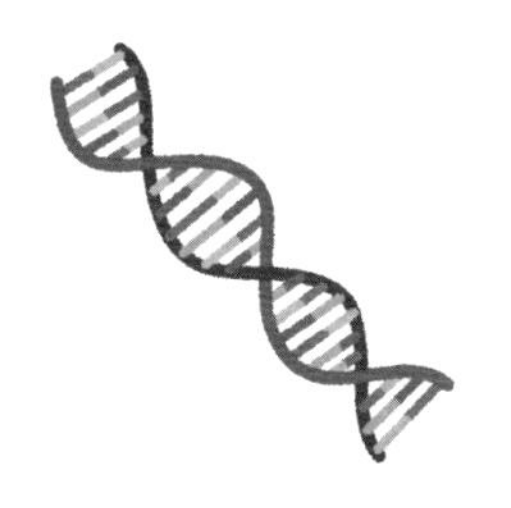

薬効と有害反応の個人差

薬の効き目（薬効）も、副作用（有害反応）も、すべての人に同じように現れるわけではありません。同じ薬を同じ量飲んでも、薬効や有害反応の現れ方には、しばしば大きな個人差があります。人によって薬が効いたり効かなかったり、有害反応が出たり出なかったりするのはなぜなのでしょうか。

それは、これまでの章ですでに説明した、①**薬物動態**、②**薬力学**（**薬物感受性**）、③**アレルギー反応性**の３つに人による違いがあるからです。薬物動態が人と異なると、生体分子に作用する薬の濃度が変わり、薬物感受性が人と異なると、同じ濃度の薬に生体分子が曝露されたとしても、それに対する体の反応が人より大きかったり小さかったりします。このため、薬効と毒性反応の出方は人によって異なるのです。さらに、アレルギー性有害反応の出方は、その人がその薬に対してアレルギー反応を起こしやすい体質かどうかにより決まります。

では、①～③の個人差は何によってもたらされるのでしょうか。それは実に様々で、年齢や性別、遺伝子の違いなど、容易に変えることのできないものもあれば、生活習慣や生活環境、併用薬、罹っている病気など、状況によって変わるものもあります。

この章では、そのうち、遺伝子の違いによる薬効や有害反応の現れ方の違いについて解説します（個人差をもたらすその他の要因の多くには、他の章で触れています）。

遺伝子の違い

私たちは皆、**ヒト**（学名では**ホモ・サピエンス**）という同じ生物種に属しています。しかし、進化の過程でゲノム（遺伝情報の全体）に**突然変異**が起こり、それが淘汰されずに残るということが繰り返し起こった結果、一人ひとり違った遺伝子を持っています。肌や髪、目の色、身長や体つき、顔つき、性格、罹りやすい病気、酒に強いか弱いかなど、挙げればきりがありませんが、個人的な特徴の多くに遺伝子の違いが関わっています。

最近の研究の結果、薬物動態や薬物感受性に関わる遺伝子にも人によって違いがあることがわかり、薬効や有害反応の現れ方の違いが、遺伝子の違いによってかなり説明できるようになってきました。

まず、何千人～何万人に１人というまれな遺伝子の違い（**遺伝子変異**）によって、薬の作用（特に有害反応）が大きく異なる場合があります。第６章「有害反応」ですでに説明した悪性高熱症はその代表例です。

一方、人の個性の多くは、100人に１人、あるいはそれ以上という高い頻度で見られる遺伝子の違い（**遺伝子多型**）によって決まると考えられています。遺伝子多型にはいくつかのパターンがありますが、頻度が高く、遺伝子の機能に影響を与えやすいのは、DNAの１塩基だけが置き換わって生じた違いで、これを**一塩基多型**（SNP）といいます。SNPは、DNA塩基配列のおよそ0.1％に存在します。つまり、平均すると1,000塩基当たり１塩基が他人と異なる可能性があるわけです。遺伝子の機能（言いかえれば、その産物である蛋白質の量や性質）に大きな影響を与えるSNPはその中の一部にすぎませんが、薬効や有害反応の現れ方に関わる遺伝子にも数々のSNPの存在が報告されています。

遺伝子による薬効や有害反応の個人差を対象とする薬理学の研究領域を、**薬理遺伝学**あるいは**薬理ゲノム学**（ファーマコゲノミクス pharmacogenomics）といいます。薬理遺伝学は1950年代に生まれた古い概念ですが、薬理ゲノム学は、21世紀初頭に完了したヒトの全ゲノム塩基配列の解析に伴って生まれた「薬理遺伝学の現代的呼称」といえるでしょう。

薬理ゲノム学が発展し、**テーラーメード医療**や**個別化医療**などと呼ばれるように、薬物治療を始める前に遺伝子を解析することにより、患者さんの個性に適した治療法を選択できるようになれば理想的です。しかし、遺伝子と薬効や有害反応の関係にはわかっていないことがまだ非常に多く、手間や費用の問題もあり、実用化されているのはごく一部です。もっとも、遺伝子の違いに左右されない薬が作れるのなら、それに越したことはないのですが……。

それでは、薬物動態や薬物感受性に大きな影響を与える遺伝子多型の代表例を見ていきましょう。

遺伝子による薬物動態の違い

薬物動態に関連する遺伝子には、患者さんの治療に大きな影響を与えるSNPが数多く見つかっています。そのような遺伝子の大部分は薬物代謝酵素の遺伝子で、遺伝子多型により薬の代謝速度に大きな差があることが知られています。

薬の代謝速度が速い人を rapid metabolizer（RM）または extensive metabolizer（EM）と呼び、遅い人を poor metabolizer（PM）、中間的な人を intermediate metabolizer（IM）といいます[注1)]。多くの場合、RMは「野生型」のホモ接合体、IMは「野生型」と「変異型」のヘテロ接合体、PMは「変異型」のホモ接合体です[注2)]。ときには、ふつうより著しく活性の高い人 ultra rapid metabolizer（UM）が見つかることもあります。

さて、投与した化合物そのもの（これを**未変化体**といいます）が薬理活性をもっている場合、代謝が遅いPMでは血中活性体濃度が上がりやすいため、薬効も有害反応も強く現れやすくなります。

しかし、プロドラッグ（第5章「薬のたどる道」）の場合はやや複雑です。プロドラッグの未変化体は活性をもたず、代謝されて初めて活性を示す化合物になりますので、ふつうの薬とは逆に、PMでは血中活性体濃度が上がりにくく、十分な薬効が得られない可能性があります。ただし、複数の酵素により段階的に代謝されるような薬では、初段階に関わる酵素のPMであれば、血中活性体濃度が上昇しにくいため薬効が減弱しますが、それ以降の段階に関わる酵素のPMでは、どの代謝物が薬理活性をもつのかによって影響の出方が異なります。言葉だけではわかりにくいかもしれませんので、図10-1に模式化して示しておきます。

表10-1に、遺伝子多型により活性が低下することがよく知られて

注1）これらに対応する日本語が定まっていないので、やむを得ず英語表記にしています。

注2）一般に、多数派を占める遺伝子型を「**野生型**」、少数派のそれを「**変異型**」と呼びますが、前者が正常で後者は異常というわけではありません。もし変異型の方が子孫を残すために有利であれば、やがては野生型が淘汰されていくことになるでしょう。

①未変化体が薬理活性をもつ場合

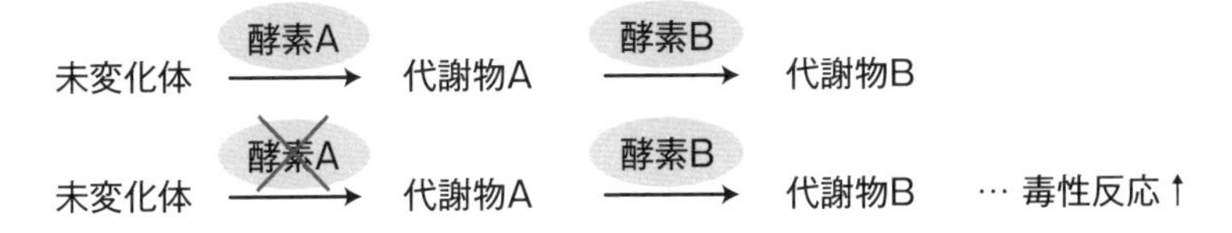

②代謝物Aが薬理活性をもつ場合

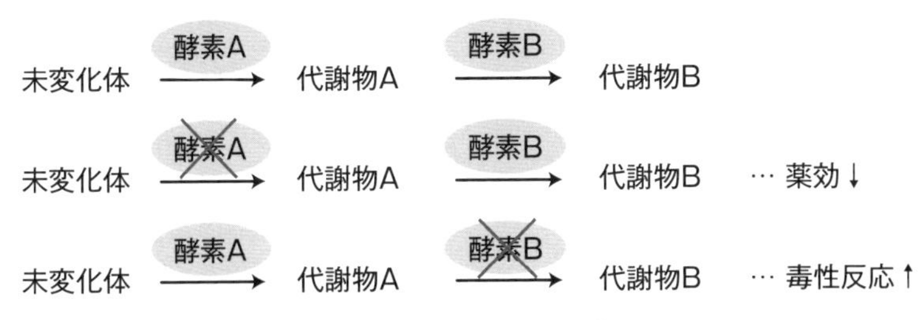

図10－1　代謝酵素活性低下の影響

①投与した薬物そのもの（未変化体）が薬理活性を持っている場合、代謝酵素Aの活性が低い人では血中未変化体濃度が上がり、作用が強くなる。②プロドラッグの場合、酵素Aの活性が低い人では、活性代謝物Aの血中濃度が上がらないため、作用が弱くなる。また、活性代謝物Aを代謝する酵素Bの活性が低い人では、代謝物Aの血中濃度が上がり、作用が強くなる。

いる代謝酵素とそのPMの割合、それによって影響を受ける主な薬を示します。このように、人口に占めるRMやPMの割合は人種によってかなり異なることがあります。

日本人の代謝酵素遺伝子にも活性に影響を与える多型がいくつもあるため、薬物治療の前に患者さんの遺伝子を解析できれば、薬効や有害反応の出方をより正確に予測することができます。2008年、**イリノテカン**という抗がん薬の有害反応を予測するための遺伝子多型検査に、薬理ゲノム学的な検査としては初めて医療保険の適用が認められました。そこで、これについて簡単に説明しておきます。

UDP-グルクロン酸転移酵素（UGT）は、UDP-グルクロン酸からグルクロン酸を薬物に移して水に溶けやすくする第2相代謝反応を引き起こす酵素群です（第5章「薬のたどる道」）。多くの分子種があり

表10－1　薬物代謝酵素活性が低い人の割合と影響される主な薬物

薬物代謝酵素	日本人を含む東アジア人	白　人	影響される主な薬物
CYP2D6	0.5～0.7%	5～10%	三環系抗鬱薬 β受容体拮抗薬
CYP2C9	3～5%	10～20%	フェニトイン ワルファリン スルホニルウレア系血糖降下薬
CYP2C19	15～20%	2～5%	プロトンポンプ阻害薬 ジアゼパム クロピドグレル
UGT1A1	10～20%	30～40%	イリノテカン
NAT2*	7～12%	50～60%	イソニアジド プロカインアミド サラゾスルファピリジン
ALDH2*	30～40%	0%	エタノール ニトログリセリン

＊ NAT2：2型N-アセチルトランスフェラーゼ、ALDH2：2型アルデヒド脱水素酵素

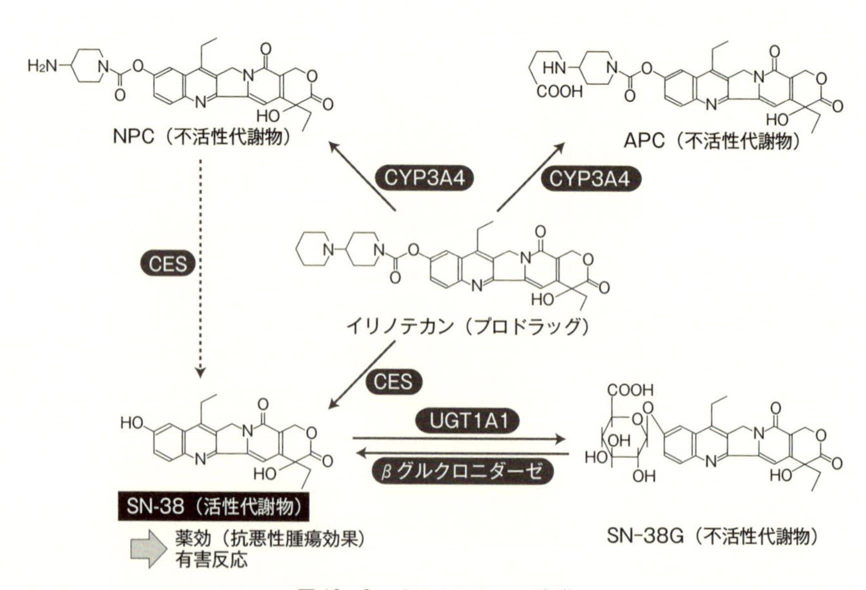

図10－2　イリノテカンの代謝

CES：カルボキシルエステラーゼ。

ますが、そのうちUGT1A1という酵素については、日本人の10〜20％が活性の低い遺伝子多型を持っています。図10-2に示すように、抗がん薬イリノテカンはプロドラッグで、カルボキシルエステラーゼ（CES）などで活性代謝物SN-38となって薬効を発揮します。SN-38はUGT1A1でグルクロン酸抱合されて排泄されるため、UGT1A1の活性が低い人ではSN-38による有害反応（消化管障害や骨髄抑制など）が現れやすくなります。そこで、UGT1A1遺伝子多型解析検査を行い、薬効と有害反応の出方を予測するわけです。

このような遺伝子検査が今後もっと普及することを願っています。

遺伝子による薬物感受性の違い

薬物が標的とする受容体や酵素などの蛋白質、あるいは薬物が標的分子に結合した情報を細胞に伝達する蛋白質に、その構造を変化させたり量を変化させたりする遺伝子変異が生じると、薬の感受性が変化する可能性があります。しかし、治療上問題となるほどの影響を与える例は、あまり多くは知られていません。

多くないのは、単に発見されていないだけなのかもしれませんが、次のようなことが考えられるのではないかと思います。前項で解説した薬物代謝酵素であれば、たとえ遺伝子に変異が起こって機能が失われても、多くの場合、その機能を肩代わりする別の酵素が存在するため（薬物や毒物の代謝経路は一つではなく、複数備わっていることがしばしばあります）、その変異遺伝子は淘汰されず、生存競争に負けることなく生き残りやすいと考えられます。しかし、薬物の標的となる分子は重要な生理機能に直接関わる分子であることが多い上、一つひとつが独自の機能を担っており、それを肩代わりできる分子が少ないため、変異が淘汰されやすい（変異が子孫へ引き継がれにくい）のではないかと思います。

とはいえ、このような蛋白質にも薬物治療に影響を与える遺伝子多型はあります。

よく知られた例として、**ビタミンKエポキシド還元酵素複合体サ**

ブユニット1（VKORC1）を挙げておきましょう（長い名前で恐縮ですが）。ビタミンKは、血液凝固因子が肝臓で合成される時に必要となるビタミンです。VKORC1はビタミンKの活性化に必要な酵素（より正確には、酵素の一部）で、血栓症を予防する**ワルファリン**という薬の標的分子です。VKORC1の遺伝子には蛋白質の量を減少させる複数の多型が見つかっており、ワルファリン感受性の個人差の一部をもたらしていることがわかっています。

もし、薬に対するアレルギー反応の起こりやすさを遺伝子検査で予測できるようになれば、重い有害反応を回避するため非常に役立つと思います。しかし、アレルギー性有害反応に関して明らかにされている遺伝子多型は、今のところごくわずかに過ぎません。

がん細胞の変異

これまでに述べた遺伝子の違いはすべて子孫に伝わるものでしたが、子孫に伝わらない（生殖細胞に影響しない）遺伝子変異もあり、薬物治療に大きな影響を及ぼすことがあります。

一つはがんの場合です注3)。がんは人の体を構成するどこかの細胞に（ふつう複数の）遺伝子変異が起こり、勝手に増殖する能力を獲得するために発症する病気ですが、この変異が伝わるのは増殖するがん細胞だけであり、患者さんの生殖細胞に伝わるわけではありません。

注3）悪性腫瘍のうち、上皮細胞に由来するものを**癌**、上皮細胞に由来しないもののうち固形の腫瘍を**肉腫**、血液細胞の腫瘍を**白血病**などといいます。ひらがなで書く「がん」はこれらの総称で、つまり悪性腫瘍と同義です。

今日、正常細胞とがん細胞の遺伝子の違い（ひいては蛋白質の違い）に着目して、正常細胞には影響を与えにくく、がん細胞だけに作用しやすい「**分子標的薬**」と呼ばれる薬がたくさん開発されています。つまり、がん細胞の遺伝子変異をうまく利用しようとしているわけです。ただ、このような薬では、どの遺伝子に変異が起きているかで効き目が大きく変わることがあります。

たとえば、主に大腸癌に対して用いられている**セツキシマブ**や**パニツムマブ**という薬は、上皮成長因子受容体（EGFR）を標的としていますが、この受容体に密接に関連するKRASという遺伝子が変異していると効果が期待できなくなります。そのため、あらかじめKRAS

表10－2　分子標的薬と遺伝子検査

分子標的薬	が　　ん	検査する遺伝子	薬効が得られる条件
トラスツズマブ	乳癌など	HER2	過剰発現している
イマチニブ	慢性骨髄性白血病など	BCR-ABL	陽性である
ゲフィチニブ	肺癌	EGFR	変異型である
セツキシマブ パニツムマブ	大腸癌など	KRAS	野生型である

の遺伝子検査を行い、遺伝子に変異がないことを確認した上で投与します。その他、よく知られた例を表10-2に挙げておきます。

がん細胞の遺伝子変異は薬物治療を続けていく間にも次々と起こり、これによって使用中の薬物が効きにくくなったり、全く効かなくなったりします。この**薬剤耐性**は、がんの薬物治療上、最も大きな障壁の一つとなっています。

病原体の変異

遺伝子変異による薬剤耐性が治療を妨げるのは、がんだけではありません。感染症でも、病原体（細菌やウイルスなど）に遺伝子変異が起こり、今までは効いていた薬が効かなくなるということがしばしば起こります。病原体が耐性を獲得するという現象は薬の使い方とも深く関係があり、臨床的に非常に重要です。また、ある意味、がんの薬剤耐性より深刻な問題です。というのは、がんの耐性は患者さん一人だけの問題ですが、病原体の耐性獲得は社会全体に影響を及ぼすからです。

たとえば、20世紀前半に開発された**ベンジルペニシリン**（ペニシリン系抗生物質の原型となった薬）は、化膿性炎症や肺炎などを起こすブドウ球菌や連鎖球菌などに対して、当時は極めて有効性が高い薬でした。ペニシリン系抗生物質は**βラクタム環**という構造をもっており、細胞壁の合成を抑制することによって細菌を殺します。ところが、やがてβラクタム環を破壊する酵素（βラクタマーゼ）を分泌することができる細菌が現れました。このような菌にベンジルペニシリンは無効です。そこで人間は、βラクタマーゼで破壊されにくいペニシリン（メチシリンなど）を開発しました。しかし、これらの耐性菌用ペニシリンが頻繁に用いられたことが、さらなる耐性菌を生み出しました。特に**メチシリン耐性黄色ブドウ球菌**（MRSA）は、他の抗菌薬にも耐性を持つ**多剤耐性菌**で、バンコマイシンやアルベカシンなど有効な薬は限られ、院内感染などを起こすと治療は非常に難渋します。今ではさらに、バンコマイシンも効かない**バンコマイシン耐性腸球菌**（VRE）が登場し、この菌に効く薬はごくわずかという状況です。

このような「いたちごっこ」はなぜ起きるのでしょうか。それは、薬を無効にする遺伝子を突然変異で獲得した菌が、そうでない菌との生存競争に勝って増えるからです。

人の世代交代に要する時間は数十年ですが、細菌ではたった数十分なので、単純に計算すると、細菌の進化のスピードは人の100万倍も速いと考えられます。人類史では100万年かかることが細菌では1年で起きるのです。実際はそれほど単純ではないでしょうが、細菌の進化が著しく速いことは間違いありません。薬（細菌にとっては毒）に対抗する遺伝子が数年で現れても、何ら不思議はないのです。

有効性が低い薬や、十分な有効性を発揮できない量の薬を漫然と使っていると、突然変異を起こした菌が増え始めます。耐性菌の出現を防ぐには、有効性の高い薬を十分量用いて一気に菌を死滅させ、菌が進化する隙を与えないことです。

しかし、病原体の進化を完全に防ぐことは不可能です。「いたちごっこ」は永遠に続くことになるのでしょうか。あるいは、新しい治療法が開発できなくなった時点で、人類は感染症で滅んでしまうのかもしれませんね。

薬を飲んではいけませんか？

第11章

妊娠と薬

妊娠中や授乳中に薬が必要になった時、一番心配なのは赤ちゃんへの影響でしょう。妊娠初期には発生毒性が、妊娠中期から後期にかけては胎児毒性が、授乳期には母乳を介する乳児への悪影響が問題となります。妊娠12週頃まではできれば薬物の使用は避けたいところですが、赤ちゃんへの薬のリスクより、母体の病気によるリスクのほうが大きければ、たとえ妊娠中であっても、なるべく安全性の高い薬を使って治療するべきです。

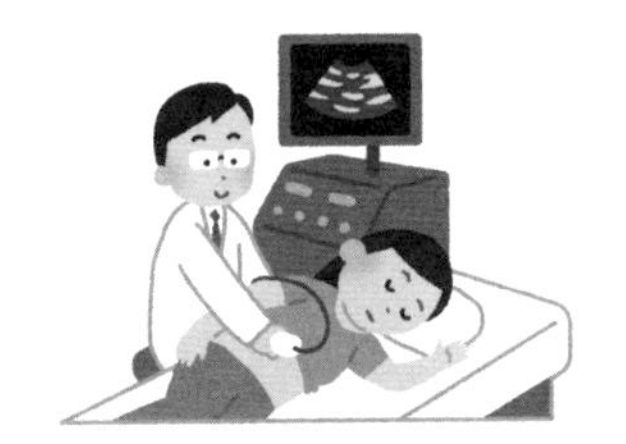

妊娠と薬

薬を飲むことに対して一番敏感になるのは、妊婦さんではないでしょうか。薬の影響を受けるのが自分だけならともかく、お腹の赤ちゃんにも影響が及ぶ可能性があるとすれば、当然のことだと思います。

厳密にいうと、妊婦さんの薬物治療については、二つの側面から考える必要があります。

一つは、妊娠に伴って女性の体は大きく変化しますので、それに伴って薬物動態の各プロセス（吸収・分布・代謝・排泄）も様々に変わることです。これにより、妊娠していない時と比べて薬の血中濃度が上昇したり低下したりし、その結果、薬効や副作用の現れ方が強くなったり弱くなったりする可能性があります。ただ、妊娠によって薬の血中濃度が一概にどうなると言うことはできず、その薬の性質や妊婦さんの体の状況に応じて異なります。つまり、妊婦さんごとに検討しなければならない問題ですので、入門書たる本書では省略させていただきます。

この章では、もう一つの側面、すなわち赤ちゃんの体に対する薬の影響について知っておいた方がよいと思う点を、簡単に説明することにします。

その前に、まず、お腹の中の赤ちゃんの正しい呼び方を知っておいてください。妊娠7週末までを**胎芽**（たいが）と呼び、妊娠8週以後を**胎児**（たいじ）と呼びます（図11-1)。胎芽と呼ばれる時期には、体の重要な諸器官（脳や眼、心臓、手足など）が次々に作られ始めます（これを**発生**と呼びます)。しかし、まだ人間らしい姿にはなっていません。胎児と呼ばれる時期になると、だんだん赤ちゃんらしい姿になり、体全体が大きく発達していきます。

胎芽から胎児への変化は実際には連続的に起こるため厳密に区別することはできませんが、あえて区別して説明するのは薬の影響を理解するのにその方がわかりやすいからです。赤ちゃんへの薬の影響は妊娠の時期により大きく異なり、胎芽期には主に発生に関わる毒性（**発**

生毒性または**催奇形性**）が主な問題となり、胎児期には成長・発達への悪影響（**胎児毒性**）が主な問題となります。

発生毒性と胎児毒性

胎芽への薬の悪影響が大きな注目を浴びるようになったきっかけは、55年ほど前に起こった**サリドマイド事件**です（第7章「薬害」）。サリドマイドほど著しい発生毒性（催奇形性）を示す薬はそれほど多いわけではありませんが、赤ちゃんの体の発生に害を及ぼす可能性のある薬物は医薬品の中にも少なくありません。一応安全とされている薬も、動物実験の結果とこれまでの使用経験からそう言っているに過ぎません。赤ちゃんへの毒性の有無を妊婦さんで試すことはできませんので、どのような薬も絶対に安全だと言い切ることはできないわけです。

発生毒性（催奇形性）が最も現れやすいのは妊娠4〜7週です。なぜなら、主要器官の発生のピークがこの時期にやって来るからです。主要な器官の発生がほぼ終わるのが妊娠12週頃ですので、このあたりまでは薬の使用は極力避けるべきだといえます。

しかし、妊娠16週を過ぎると諸器官の発生はあらかた完了していますので、発生毒性は現れにくくなります。発生毒性にかわって問題となるのが、胎児の成長や発達に及ぼす悪影響（**胎児毒性**）です。これは、成人にも起こるような通常の有害反応が胎児に起こったもの、と考えてよいと思います。母体と胎児の血液は胎盤により隔てられてはいますが、大部分の薬は胎盤を通過して胎児の血液中にも入るため、胎児の体に何らかの作用を及ぼす可能性があるわけです。このため、妊娠中期以降にも薬に対する細心の注意が必要といえます。

表11-1に、妊娠週数による薬物の影響の違いをまとめています。

妊娠中の薬物治療

胎芽・胎児のリスクにどう対処するか、これはたしかに難しい問題です。しかし、薬による先天異常の発生頻度はそれほど高いものでは

区分		ごく初期				初			
月数		1				2			
週数		0	1	2	3	4	5	6	7
児の発育		胎芽期							
		細胞の増殖				器官			
主な器官	脳								
	眼								
	心臓								
	手足								
	唇								
	歯								
	口蓋								
	耳								
	生殖器								
薬の影響		無影響期				絶対過敏期			
		基本的に、影響は残らない				発生毒性			

図11－1　ヒトの発生と

ないと考えられています。子どもの先天異常の大部分は原因不明で、明らかに母体が曝された環境（感染・放射線・薬物など）によるとみなされるものは数%にすぎず、薬物によると推定されるものはその中の一部といわれています。胎児毒性の方は、薬の使い方を改善することで多くの場合解決できます。むしろ、薬の影響を過度に心配するほうが、妊娠に悪影響を与える可能性があります。

薬物治療を行わないことによる母体や赤ちゃんへのリスクのほうが、赤ちゃんへの薬のリスクより高いと判断されれば、たとえ妊娠中であっても積極的に薬を使うべきです。病気を放置する方が赤ちゃんのためになりません。経験上安全性が高いとされている薬を使えば、

期								中　期	後期～末期
3				4				5～7	8～10
8	9	10	11	12	13	14	15	16～27	28～39
胎　児　期									
の　発　生								成長と発達	
相対過敏期								潜在過敏期	
（催奇形性）が問題								胎児毒性が問題	

薬の影響

過剰な心配は無用です。また、母体の生命を脅かすような重い病気の場合は、赤ちゃんへの危険性が多少あっても薬を使わざるを得ないこともあります。いずれにせよ、患者さんに十分説明し、納得してもらった上で使うことが大切です。

妊娠中よくある病気について

妊娠中に罹る可能性のある病気を数え上げるときりがありませんので、ここでは頻度の高い病気の薬物治療について簡単に書いておきます。ただし、これらはあくまで基本的な考え方であり、実際には個々の症例の状況をよく考慮して判断するべきです。

表 11－1　妊娠週数と薬

妊娠週数	薬物の影響
受精～妊娠 3 週末（受精・着床期）	残留性のあるものを除いて、この時期に投与された薬物が問題になることはまれ。薬が受精卵に影響を及ぼしても、着床しないか流産する。着床・発育できれば、妊娠を問題なく継続できるとされる。
妊娠 4～7 週末（胎芽期）	中枢神経・眼・心臓・消化器・四肢など重要器官が発生する時期に当たり、薬物の発生毒性に最も敏感な時期。薬物投与に最も慎重になるべき時期で、不必要な薬物の使用は絶対に避ける。
妊娠 8～15 週末（胎児期早期）	性器の分化や口蓋の閉鎖などがまだ進行するため、発生毒性のある薬は避けるべき。一方、胎児毒性の問題が相対的に大きくなる。
妊娠 16 週～分娩（胎児期後期）	この時期に投与された薬物が発生毒性を示すことは少ない。しかし、胎児毒性が成長・発達に悪影響を及ぼす可能性があり、薬物治療には引き続き注意する。

〈てんかん〉

抗てんかん薬を服用している妊婦から生まれた赤ちゃんに先天異常がみられる頻度は10%を越え、一般の出産の倍以上には高まると考えられています。そのため妊娠・出産をあきらめる方もいらっしゃるようですが、一般に比べて著しくリスクが高いわけではありません。きちんと予防・治療をすれば、赤ちゃんを産むことは可能です。発生毒性を完全に避けるためには薬を中止したいところですが、てんかん発作を薬で予防しなかったら、流産や低酸素症、死産など、リスクの方が大きくなります。発生毒性は薬をいくつも使うと起こりやすくなるため、可能な限り多剤併用を避け、最も有効な薬を1つだけ必要最小量投与する、というのが薬物治療の基本です。

〈高血圧症〉

慢性疾患のうち妊娠に伴う頻度が最も高いのが高血圧症です。塩分制限など非薬物療法が基本ですが、血圧がコントロールできない時は薬を用いざるをえません。ただし、薬の選択肢は限られます。教科書的には、安全性が高い**メチルドパ**や**ヒドララジン**、**ラベタロール**などが勧められていますが、十分な降圧が得られないことがしばしばあります。

降圧効果が強いカルシウムチャネル遮断薬は毒性の恐れがあるとして禁止されてきましたが、実際には毒性はほとんど認められず、最近は見直され始めています（現在、妊娠20週以降の妊婦なら**ニフェジピン**を用いることができます）。チアジド系利尿薬は使用可能ですが、電解質異常などの胎児毒性に注意する必要があります。絶対に用いてはならないのは、発生毒性や胎児毒性のリスクが高まるレニン-アンギオテンシン系阻害薬です。非妊娠時であればよく用いられる薬ですので注意が必要です。

〈糖尿病〉

血糖コントロールが悪いとお母さんや赤ちゃんに様々な合併症を起こすので、きちんと治療することが重要です。まずは食事療法ですが、それだけで血糖コントロールが難しければ**インスリン**の投与を開始します。インスリンは大きな分子で胎盤を通過することができないため、赤ちゃんに低血糖などの有害反応を起こす可能性が低いためです。

経口血糖降下薬は、発生毒性を示すという明らかな証拠はありませんが、胎盤を容易に通過するため投与しません。妊娠前から経口血糖降下薬を用いている女性は、妊娠を計画した時点でインスリンに変更してもらいます。

〈甲状腺機能亢進症〉

若い女性に発症することが多いため、妊娠に合併することが比較的多い病気です。抗甲状腺薬（**チアマゾール**と**プロピルチオウラシル**）に発生毒性は認められていません。ただし、チアマゾールは胎盤移行性と乳汁分泌性が高いので、赤ちゃんの甲状腺機能に影響する可能性があります。このため、妊娠中期までは通常どおり抗甲状腺薬で治療し、妊娠末期には、胎児の甲状腺機能を正常に維持するため投与量を減らし、甲状腺ホルモンをやや高めにコントロールします。

〈気管支喘息〉

第一選択薬の**副腎皮質ホルモン製剤**や**β_2受容体作動薬**に発生毒性や胎児毒性は特に認められていないため、薬物治療を大きく変更する必要はありません。ただし、抗アレルギー薬には安全性が確認されていないものがあるので、なるべく避けたほうがよいとされています。

〈炎症と発熱〉

ふつうの風邪ならば安静にしていれば自然に治りますが、高い熱が出て苦しいときは解熱鎮痛薬がほしくなります。解熱鎮痛薬としてよく用いられる非ステロイド性抗炎症薬（アスピリンなど）には発生毒性は認められていませんので、妊娠初期には使うことができます。しかし、動脈管閉鎖や分娩遅延、羊水過少などの胎児毒性が現れる可能性があるため、ジクロフェナクをはじめ妊娠後期には禁忌とされているものが多くあります。**アセトアミノフェン**は比較的安全とされるため、必要な場合はまずこれを選択します。

〈細菌感染症〉

抗菌薬（抗生物質または合成抗菌薬）を必要とする事態は妊娠中にしばしば起こります。第1選択は**β-ラクタム系**（**ペニシリン系**や**セフェム系**）、第2選択は**マクロライド系**と**アミノグリコシド系**とされています。ただし、腎機能障害があるとアミノグリコシド系は使えません。テトラサイクリン系は赤ちゃんの骨の発達障害を来す可能性があるため、またフルオロキノロン系は安全性が確認されていないため使用を避けるべきです。

授乳と薬

薬の性質によって多少違いはありますが、ほとんどの薬は母乳中へ移行します。しかし、その母乳を飲んだとき、有害反応を起こすほど乳児の血中濃度が上昇するかどうか、あるいは、重篤な有害反応を起こしうるかどうかなどの観点からみると、授乳期の使用を禁止するべき薬はそれほど多くはありません。

授乳中に用いるべきではない（あるいは、使用中に授乳するべきではない）薬としては、抗がん薬、免疫抑制薬、放射性同位元素（放射性ヨードなど）、コカイン、アミオダロン、リチウム塩、テオフィリン、抗精神病薬、抗てんかん薬、乳汁分泌を抑制する薬物（エルゴタミン、ブロモクリプチン、経口避妊薬）などが挙げられます。国立成育医療研究センターの「妊娠と薬情報センター」のインターネットサイトには「安全に使用できると思われる薬」のリストが掲載されています[注1]。

注1）http://www.ncchd.go.jp/kusuri/

薬を飲んだら、体がフラフラするのですが？

第12章
高齢者と薬

超高齢社会の中で、医療従事者は高齢者への適切な対応を日々求められています。薬物治療は今や高齢者を標準として考えた方がいいように思えるぐらい、高齢の患者さんが増えています。薬物動態も、薬力学（薬物感受性）も、若い人に比べて高齢者では大幅に変化します。それらを含めて、薬物治療上、高齢者に対しては特別の配慮が必要となります。

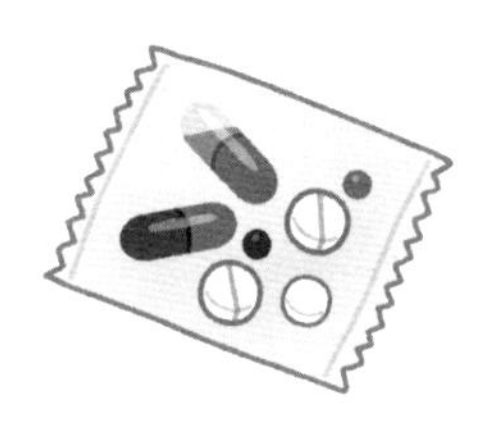

超高齢社会と薬物治療

高齢者（65歳以上）の人口が7％、14％、21％以上を占める社会を、それぞれ高齢化社会、高齢社会、超高齢社会といいますが、日本は、1970年には高齢化社会、1995年には高齢社会、2007年にはついに超高齢社会となり、さらに人口の高齢化は続いています。

人は年をとるほどいろいろな病気に罹りやすくなりますので、人口が高齢化するほど薬を飲む人が増加します。しかも、同時に複数の病院に通院する人、同時に複数の薬を飲んでいる人が多くなります。一方、加齢により、薬の飲み方をきちんと守れない人も出てきます。また、後で説明するように、薬の効き目や副作用の現れ方は加齢によって大きく変わります。

このようなさまざまな理由で、高齢者の薬物治療には特別の配慮が必要となります。しかし、医師や薬剤師だけでこれらの事態に十分対応することは困難です。適切な薬物治療を行うためには、患者さん自身や家族の理解と協力がぜひ必要となります。

加齢による薬物動態の変化

高齢者では、薬を飲んだときの血中濃度の上昇が若い人より大きくなったり長引いたりする可能性があります。それは、薬物動態が加齢とともに大きく変化するためです。どう変化するのか、薬物動態の4相（吸収・分布・代謝・排泄）に分けて見てみましょう。

〈吸収〉

年をとると、食べるものが低脂肪になったり、胃粘膜が萎縮したり、消化管の血流が低下したり、消化管の運動（蠕動（ぜんどう））が弱くなったりしますので、これらが薬物の吸収に様々な影響を及ぼす可能性があります。このため、薬物の吸収は概して遅れる傾向がありますが、加齢による変化は他の相に比べると小さいといわれます。

〈分布〉

加齢とともに体液量は減少し、これにともない体脂肪率が増加します。このため、水に溶けやすい性質を持った薬は、溶け込むことのできる水分が減るため血中濃度が上昇し、効き目も副作用も強く出やすくなります。一方、脂（あぶら）に溶けやすい性質を持った薬は、相対的に増加した脂肪に溶けて体内に長く留まるため、作用時間が長引きやすくなります。

〈代謝〉

肝臓の薬物代謝酵素の働きは年をとってもあまり変化しませんが、加齢とともに肝臓の血流量や肝臓全体の重量が減少します。したがって、これらの影響を受けやすい一部の薬では代謝が遅くなり、血中濃度が上昇しやすくなります。肝血流量減少の影響を受けやすい薬としてはプロプラノロールやリドカインなど、肝重量減少の影響を受けやすい薬としてはトルブタミドやテオフィリンなどが代表的で、高齢者では効き目も副作用も強く出やすくなります。

〈排泄〉

排泄は、加齢の影響を最も受けやすいプロセスです。

薬の排泄にたずさわる主要臓器は腎臓と肝臓ですが、どちらも加齢によって働きが衰えます。特に腎臓は、加齢の影響を最も強く受ける臓器の一つです（図12-1）。腎臓は、血液を濾（こ）して尿を作る**ネフロン**と呼ばれる機能単位がたくさん集まってできていますが、ネフロンの数は年とともに減るため腎排泄能は年とともに衰えます。そのスピードは人によって違いますが、平均すると、80歳の腎排泄能は20歳の半分近くにまで低下します。大部分の薬（あるいはその代謝物）は腎臓から排泄されますので、腎機能が低下すると多くの薬の血中濃度が上昇しやすくなり、また体内に薬が長く留まりやすくなるため、効き目も副作用も強くなります。

したがって、適切な薬物治療を行うには腎機能を正しく評価し、そ

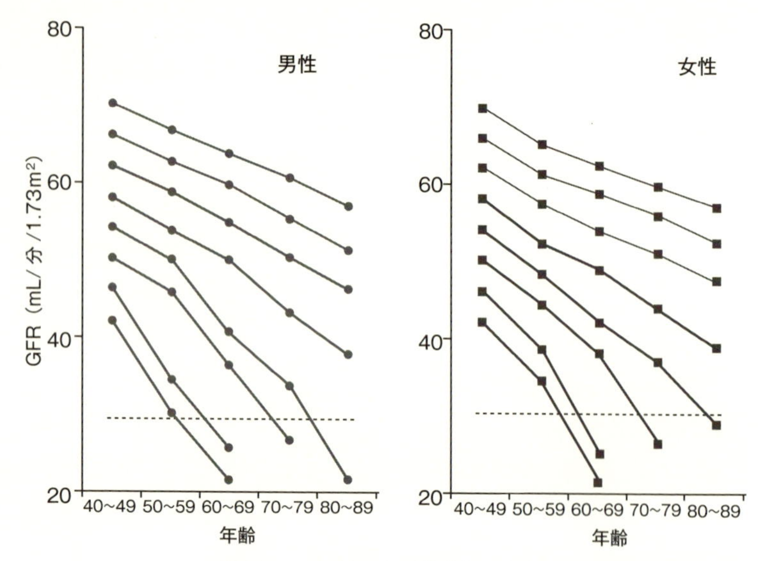

図 12－1　加齢による腎機能の変化

糸球体濾過率は加齢とともに低下する。70～79 歳では、40 mL/分/1.73 m^2以上であれば腎機能低下速度は緩やかだが、40 mL/分/1.73 m^2未満になると低下が速くなる（Imai et al. Hypertens Res 31：433-441, 2008 の図を改変）。

れに合わせて薬の投与量・投与間隔を調節することが極めて重要です。血清クレアチニン値の測定は最も簡単な腎機能検査ですが、注意しなければならないのは、この値は筋肉量に影響されるということです。高齢者では筋肉量が減るため、腎機能が低下してもクレアチニン値は上昇しにくいのです。このためクレアチニン値だけで腎機能を評価するのは危険です。

正確に腎機能を測定する方法はありますが、やや煩雑なので、年齢と性別とクレアチニンの３つから腎機能を推定する数式が一般診療ではよく用いられます。この式で算出される値を eGFR（**推算糸球体濾過量**）といい、腎機能を大まかに把握できるので便利です。病院でもらう検査結果シートに記されていることが多いので、患者さんには、これを見て自分の腎機能がどのくらいか知っておくことをお勧めします（表 12-1）。

表 12－1　eGFR*と腎機能

eGFR	腎機能
90 以上	正常または亢進
60 以上、90 未満	軽度低下
30 以上、60 未満	中等度低下
15 以上、30 未満	高度低下
15 未満	腎不全

＊ eGFR の推算式：
男性　194 ×血清クレアチニン値$^{-1.094}$×年齢$^{-0.287}$
女性　eGFR（男性）× 0.739

加齢による薬物感受性の変化

薬の作用機序は年をとっても基本的に変わることはありません。しかし、加齢とともに体のいろいろな機能が衰えていくため、高齢者では若年者とは性質の異なる副作用が現れやすくなります。

なかでも、脳や神経の機能が衰えるために精神症状や神経症状が現れやすいことが、高齢者の副作用の特徴です。様々な薬によって、中枢神経症状（幻覚、妄想、錯乱、不安、抑鬱、傾眠、記憶障害、不随意運動など）や、自律神経症状（起立性低血圧、便秘、尿閉、尿失禁など）が起こりやすくなります。また、「元気がない」「食欲がない」「フラフラする」など、あまり特徴のない症状が高齢者ではよく見られます。特に、向精神薬や自律神経に作用する薬を用いる時には、そのような症状が現れやすくなります。

薬が原因とは気づかずにこのような症状を本当の病気だと思い込んでしまい、症状を軽くするためさらに別の薬を追加したりすると、いたずらに副作用を増やしてしまいかねません。また、足もとがおぼつかないのを薬の副作用とは気づかず「年のせいだろう」と片付けてしまうと、ふらつきのため転んで骨折し、寝たきりとなって命を縮めることにもなりかねません。

高齢者の薬物治療で注意するポイント

高齢者には上でお話ししたような特徴がありますので、高齢者の薬物治療で特に注意するべきポイントとしては、以下のようなものが挙げられます。医師をはじめとする医療従事者はこれらを常々意識するべきですが、治療効果を高めるため、また副作用を減らすために、患者さん自身や患者さんを世話したり介護したりする人たちにもぜひ知っておいてもらいたいところです。

①不必要な薬を用いない

高齢者は多様な症状を同時に訴えることがしばしばありますが、もしそれらのすべてに対症療法薬を処方したとすると、あっという間に「薬漬け」状態になってしまいます。すると副作用の発生率が急増し、副作用の症状に対してさらに薬を処方するという悪循環に陥ってしまいます。不必要な薬は用いず、併用は最小限にとどめることが重要です。

予防薬の場合は、遠い将来に起こるかもしれない病気を予防することと、明日起こるかもしれない副作用を避けることのどっちが重要か、患者の年齢を考慮して薬物使用の是非を判断するべきです。安静や食餌療法、運動療法など、薬を用いない方法で改善する見込みがあるのなら、まずはそれを試みるべきです。

②高齢者に合う薬を選ぶ

高齢者に起こりやすい副作用を予測して薬物を選ぶことが大切です。衰えている体の機能をさらに低下させるような薬の使用には、特に慎重になるべきです。たとえば、意識レベルを低下させる**向精神薬**や、心臓の働きを抑制する**β受容体拮抗薬**などがあります。

また、先に書いたように腎機能が大きく低下していることが多いので、腎臓に対して毒性のある薬は極力避け、また、腎臓から尿へ排泄される割合が高い薬には特に慎重になる必要があります。

③原則として、少なめの量から用いる

副作用を避けるため、薬は原則として少量から投与を開始し、患者の状態を観察しながらゆっくりと適量まで増やします。ただし、急いで効果が現れないと危険な場合や、少量投与では耐性菌の出現を招いてしまう抗菌薬などは例外で、はじめから十分量を投与します。

また、症状が安定した後も無理な長期処方は避け、できるだけ頻繁にちゃんと服薬されているかどうかをチェックするべきです。

④使い方をできるだけ単純にする

正しく用いなければ薬は有害無益です。たとえ処方箋に正しい使い方を記しても、それが守られなければ意味がありません。若い人でもそうですが、特に高齢者では、複雑な使用方法を守ってもらうことは容易ではありません。

できるだけ、いろいろな投与法の薬を混在させず、用法を単純化することが重要です。1日1回の投与ですむ薬があればそれを優先させます。どうしても複雑な処方にせざるを得ないなら、**1包化**や**ピルケース**の使用などを考慮します。

⑤対症療法薬を漫然と用いない

長期にわたって飲み続けなければならない薬もたくさんありますが、一時的な症状に対する対症療法薬を漫然といつまでも続けるべきではありません。たとえば、高齢者は体のあちらこちらに痛みを訴えることが多く、これに対して**抗炎症薬**がしばしば処方されます。しかし、漫然と使い続けると様々な重い有害反応が起こる可能性があります。抗炎症薬のような薬は、特別な疾患の場合を除けば、ずっと飲み続けるべきではありません。

⑥他の医療機関で処方された薬に注意する

高齢者は、しばしば複数の医療機関に通院し、それぞれから薬を処方されています。これに気づかない医師がさらに薬を処方すると、同

薬・類薬がすでに処方されていたり、「併用注意」や「併用禁忌」の薬が処方されていたりして、過量投与や相互作用による副作用を誘発しかねません。他の医療機関で処方された薬が確実にわかる仕組みはなく、現状では患者から聞き取るか、「おくすり手帳」のようなものがあればそれを見せてもらうしか方法がありません。

医師にとっては、いつも患者さんの話をよく聞き、患者さんが使っている薬のすべてを常に把握しておくことが極めて重要です。患者さんやご家族もぜひこれに協力してください。これにより、有害反応の発生を未然に防ぐことができます。

⑦服薬を管理する

認知症でなくても、高齢者は理解力・判断力が低下していることが多く、服薬方法を正しく守ってもらうのは難しい場合があります。医師は、患者さんの**日常生活動作**（ADL）[注1)] や生活環境に十分注意を払い、自分できちんと服薬管理ができない状況であれば、それに応じた対策を講じる必要があります。ご家族など信頼できる人に薬の管理を頼めるとよいのですが、独居の場合には、それに代わる方法を考えなければなりません。

注1）ADL は activity of daily life の略。食事や排泄、着替え、洗面、入浴、移動など、人が日常生活において繰り返す基本的な行動のこと。

忙しいので、半年分の薬をもらえませんか？

第13章
薬のモニタリング

薬を処方したらそれで終わりではありません。薬を投与した結果、患者さんはどうなったか（薬は効いたか、効かなかったか、副作用は現れなかったか）、投与量は少なすぎないか、多すぎないか、投与方法は適切だったか等々、あとを追跡することが非常に重要です。一部の薬では、薬の使い方が適切かどうか、血中薬物濃度を測定することで判断していきます。

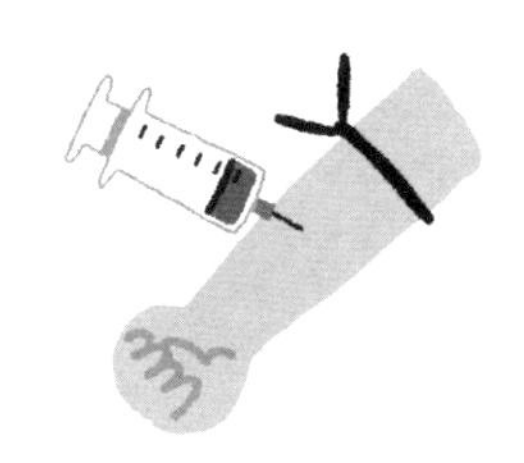

処方後の経過観察

すでに説明したとおり、薬がその効果を発揮するためには、薬に感受性のある標的分子が体内に存在することと、十分な濃度の薬がそこに到達することの二つの条件が必要です。ところが、感受性にも薬物動態にも個人差があります（第10章「薬が効きにくい人、効きすぎる人」など）。特に薬物動態は人によって大きく変わりますので、医師のさじ加減に頼るだけでは合理的な薬物治療は望めません。薬の特性と患者さんの体の特徴をもとに、最も適切な使い方を検討し、科学的な治療計画を立てることが重要です。

大部分の医薬品は、標準的な投与方法と投与量（**用法・用量**）がすでに決められていますので、それをもとにしながら、患者さんの年齢、体格、臓器障害（特に腎障害と肝障害）の有無、併用薬、生活習慣、場合によっては遺伝的な違いなどを考慮して、その人に合った使い方を割り出します。特に考慮すべき問題がない標準的な患者さんの場合でも、安全のため、薬効が望める用量のうち最小量から始めるのが原則です（ただし、病気や薬によって例外はあります）。

しかし、どんなに精密な治療計画を立てたとしても、予測どおりうまくいくとはかぎりません。そこで、治療開始後は慎重に経過を観察（**モニタリング**）して、薬物治療がうまくいっているかどうか判断する必要があります。うまくいっていれば計画通りに治療を進めますが、もし十分な効き目が現れていなければ、薬の投与量を増やしたり、他の薬を併用したり、他の薬に変更したりします。もし無視できない副作用が現れていれば、薬を減らしたり、中止したり、他の薬に変更したりします。モニタリングにより、薬物治療を細かく調整して最適な状態に保つことができるようになります。

きちんとモニタリングするためには、できるだけ頻繁に患者さんの状態を観察する必要があります。仕事などで忙しくて病院に通う時間がなかなか取れないという患者さんが多いかもしれませんが、薬物治療中に3ヶ月以上も診察しないというようなことは原則として避けるべきです。生活習慣病の薬であれば、月1回程度の診察が基本です。

では、何を見てモニタリングするのかというと、第一に**薬効**（効き目）、第二に**有害反応**（副作用）、第三に**血中薬物濃度**です。薬物治療を受けている患者さんを前にしたとき、医師は、効き目は現れているか、副作用は現れていないか常に気にかけ、血中濃度を測ることのできる薬は採血して濃度を測定し、簡単に測れない薬でも血中濃度とその変動をできるだけ正確に推定する必要があります。

薬効と有害反応のモニタリング

これは、何もむずかしいことを言っているのではありません。薬効のモニタリングとは、もし効き目を容易に見ることができるのなら、それをよく見ればよいのです。患者さんに自覚症状がある場合は、薬を飲み始めた後にそれが改善したかどうか尋ねます。客観的に観察できる徴候がある場合は、それが改善しているかどうかをよく見ます。もともと症状がなかった患者さんでも、ふつうは簡単な検査で薬効を知ることができます。たとえば、高血圧治療薬の薬効は血圧測定で、糖尿病治療薬の薬効は血糖測定でというように。

有害反応のモニタリングについても、基本的には薬効のそれと同じことが言えます。これこれの有害反応が出るかもしれないとあらかじめ予測できる場合は、それらを特に気にかけて診察します。しかし予測がむずかしい有害反応も多いため、それだけでは不十分です。そこで、第6章「有害反応」ですでに話したように、薬を飲んでいる患者さんにそれまでは見られなかった新しい症状が現れた場合、まずは「薬の有害反応ではないか」と疑ってみることが大切です。

ただ、薬効や有害反応をモニタリングする目的で、少々特殊な検査が必要になることもあります。

たとえば、心房細動の患者さんでは塞栓症を予防するため抗凝固薬（血液を固まりにくくする薬）の**ワルファリン**をしばしば処方します。ワルファリンのような抗凝固薬でもっとも恐ろしい有害反応は出血で、もしも大出血や頭蓋内出血が起きると命にかかわることがあります。しかも、ワルファリンの感受性には人によって大きな差があり、また同じ人でも相互作用などで効き目が変動しやすいため、緊密にモニタリングする必要があります。ところが、ワルファリンの薬効は血栓の予防なので、その効き目は目に見えません。そのため、定期的に（月１回程度）採血し、血の固まりやすさを**プロトロンビン時間**という検査で測定しながら投与量を微調整していかなければなりません。

血中濃度のモニタリング

しかし、薬効が容易に観察できない場合もしばしばあります。特に予防薬ではそうです。

そのような時は、体内薬物濃度の測定が役に立ちます。標的分子周囲の濃度がわかれば一番いいのですが、これを測定するのはふつう困難です。そこで代わりに用いられるのが血中濃度です。技術の進歩により、今ではほとんどの薬で血中薬物濃度を正確に測定できます。

血中濃度が低すぎると薬効が望めず、高すぎると有害反応が現れますので、血中濃度は望ましい範囲（薬効が得られ、かつ有害反応が現れない範囲）に収まっている必要があります。この範囲のことを**治療域**といい、これが広ければ広いほど安全で使いやすい薬といえます（図 6-1）。薬効は血中濃度だけで決まるわけではありませんが、血中濃度と薬の効き目は相関することが多いのです。

本当は、全ての薬について血中濃度をモニタリングするのが理想的なのですが、測定費用や手間がかかるのでそれは実際上困難です。抗てんかん薬、抗不整脈薬、ジゴキシン、抗生物質の一部、免疫抑制薬など、血中濃度測定が不可欠とみなされた薬だけは医療保険を使って測定することができます（表 13-1）。

表13－1　血中濃度測定が医療保険で認められている薬*

薬剤群	薬物名
ジギタリス製剤	ジゴキシン
テオフィリン製剤	テオフィリン
不整脈用剤	プロカインアミド、N-アセチルプロカインアミド、ジソピラミド、キニジン、アプリンジン、リドカイン、ピルジカイニド塩酸塩、プロパフェノン、メキシレチン、フレカイニド、シベンゾリンコハク酸塩、ピルメノール、アミオダロン、ソタロール塩酸塩、ベプリジル塩酸塩
抗てんかん剤	フェノバルビタール、プリミドン、フェニトイン、遊離フェニトイン、カルバマゼピン、エトスクシミド、バルプロ酸、遊離バルプロ酸、ゾニサミド、トリメタジオン、クロナゼパム、ニトラゼパム、ジアゼパム、クロバザム、ガバペンチン、アセタゾラミド、ラモトリギン
アミノ配糖体抗生物質	ゲンタマイシン、トブラマイシン、アミカシン、アルベカシン
グリコペプチド系抗生物質	バンコマイシン、テイコプラニン
トリアゾール系抗真菌剤	ボリコナゾール
免疫抑制剤	シクロスポリン、タクロリムス、エベロリムス、ミコフェノール酸モフェチル
ハロペリドール製剤	ハロペリドール
ブロムペリドール製剤	ブロムペリドール
リチウム製剤	炭酸リチウム
サリチル酸系製剤	サリチル酸（アスピリン）
メトトレキサート	メトトレキサート
イマチニブ	イマチニブ

＊ただし、対象疾患や対象患者などの条件が設けられている。

この薬、どこでつくったのですか？

第14章

薬の開発

新しい薬をつくり出すことを創薬といいます。薬の候補物質の探索から、臨床試験を経て新薬が生み出されるまでには、十年以上の月日と大勢の人々の協力が必要です。すでに生み出された薬でも、その使い方は常に改善され続けなければなりません。正確に薬の効果を判定するには、二重盲検ランダム化比較試験という方法がしばしば用いられます。また、薬の有効性・安全性を人で試すには、長い年月をかけて築き上げられた臨床研究倫理を遵守しなければなりません。

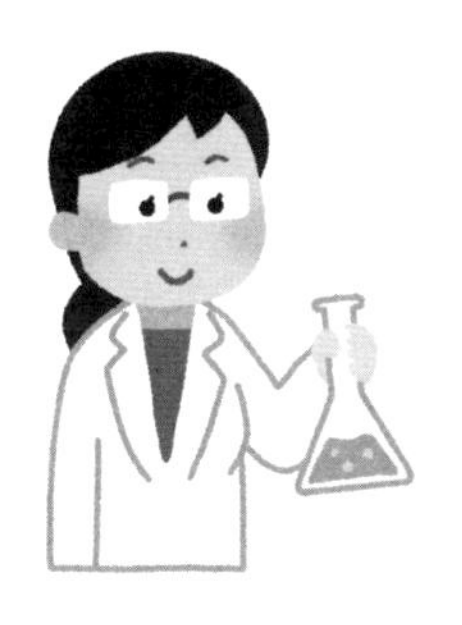

創薬とは

18世紀までは薬といえば生薬を意味していましたが、19世紀の初めにモルヒネの抽出・精製が成功し、純粋な化合物を自然界から分離して薬を作ることができるようになりました。さらに19世紀末のアスピリンの合成あたりを境として、自然界にない薬を人工的に作ることができるようになりました。それでも20世紀前半には治療薬がまったく存在しない病気がたくさん残っていましたが、20世紀後半になると薬の種類は爆発的に増え始め、今では、治療薬がまったくない病気は非常に少なくなりました。

ちなみに、今日販売されている医療用医薬品1万8千品目の95%以上は1940年以降に作られたものです。特に1950年から1980年の30年間に、薬の種類は急激に増加しました。新しい優れた薬が次々と登場する一方、競争に敗れて淘汰される薬も多く、今用いられている薬のうち30年前にも存在していたものは1割にも及ばないといわれます。

薬の開発、すなわち新しい薬を作って世の中に送り出すことを**創薬**(そうやく)と呼んでいます。ただし、「新しい薬」といってもいろいろあり、必ずしも、類似の薬も含めてこれまでまったく存在しなかった新規化合物（構造も作用機序も新しい薬）とはかぎりません。すでに存在する薬の構造を少し変えることで効き目や安全性を高めた薬を作る場合もあれば、有効成分は同じでも新しい剤形を開発する場合、同じ有効成分をそれまでとは別の病気にも使えるようにする場合、後発医薬品（第2章「薬の名前」）を開発する場合など、さまざまです。

話はちょっと脱線しますが、創薬という用語は、筆者が研修医や大学院生だった頃（1980年代前半）には聞いたおぼえがありませんので、おそらく1980年代後半から1990年代頃の造語だと思います。創薬という言葉を初めて聞いたとき、創薬の「創」には「刃物による傷」という意味もあるので、筆者は「きずぐすり」のことかと思ってしまいました。新しい言葉を作るのは漢字の意味をよく考えてからにしてほしいと思ったことでしたが、創薬という言葉は幸か不幸かすでに定着しています。

医薬品開発のプロセス：基礎研究から非臨床試験まで

それでは、薬はどこでつくられているのでしょうか。

容易に思い浮かぶのは「製薬会社の工場」という答えかもしれません。これは、たしかに間違いではありませんが、十分な答えとはいえません。薬の開発に要するプロセスはたいへん長く、有効成分となる物質の発見から、一般の患者さんが使える製剤になるまで、およそ15年という長い年月がかかります。工場での製造は、その最後のわずかなプロセスに過ぎません。

では、何のためにそんなに長い時間が必要なのでしょうか。これをわかっていただくために、新しい薬を生み出す一般的なプロセスを簡単に解説します（表14-1）。

薬をつくるには、まず、有効成分の候補となる物質（ふつうは分子量の小さな化合物）を見つけるための**基礎研究**を行わなければなりません。昔は、生薬から化合物を分離したり、ペニシリンのように偶然発見したりということもありましたが、経験や偶然に頼っていたのでは新薬発見の効率は低すぎます。

今日では、何万種類もの天然化合物や合成化合物の中から、目的とする作用を示す物質をスクリーニング（選択）することが多くなっています。その中から有望なものを絞り込んで**リード化合物**（医薬品開発の出発点として用いられる化合物）とし、これをさらに望ましい性質を持つ化合物に改変して最終的な候補物質を定めます。一方、抗体医薬品のように、標的分子に対して選択的に作用する物質を最初からデザインするということも盛んに行われています。

薬の候補物質が定まると、細胞や動物を用いて、その安全性と有効性が徹底的に調べられます（この段階を**非臨床試験**と呼びます）。

食品などと違い、ある程度の有害反応が予測されたとしても、得られる利益の方がそれよりも勝ると考えられれば、薬の開発は進められます。それだけに、どのような有害反応が発生しうるか、開発段階で

表14-1 医薬品開発のプロセス

<table>
<tr><td rowspan="3">1</td><td rowspan="3">基礎研究
(2～3年)</td><td colspan="3">化合物の合成</td></tr>
<tr><td colspan="3">薬効・毒性によるスクリーニング試験</td></tr>
<tr><td colspan="3">物理・化学的性状に関する試験</td></tr>
<tr><td rowspan="11">2</td><td rowspan="11">非臨床試験
(3～5年)</td><td rowspan="6">毒性試験</td><td rowspan="2">一般毒性試験</td><td>単回投与毒性試験
(急性毒性試験)</td></tr>
<tr><td>反復投与毒性試験
(亜急性・慢性毒性試験)</td></tr>
<tr><td rowspan="4">特殊毒性試験</td><td>生殖・発生毒性試験</td></tr>
<tr><td>変異原性試験</td></tr>
<tr><td>抗原性試験</td></tr>
<tr><td>依存性試験</td></tr>
<tr><td rowspan="2">薬理試験</td><td colspan="2">薬効薬理試験</td></tr>
<tr><td colspan="2">一般薬理試験</td></tr>
<tr><td rowspan="3">薬物動態試験</td><td colspan="2">吸収・分布・代謝・排泄に関する試験</td></tr>
<tr><td colspan="2">血漿蛋白結合性に関する試験</td></tr>
<tr><td colspan="2">胎盤移行性・乳汁移行性に関する試験</td></tr>
<tr><td rowspan="4">3</td><td rowspan="4">臨床試験（治験）
(3～7年)</td><td colspan="3">第Ⅰ相試験（臨床薬理試験）</td></tr>
<tr><td rowspan="2">第Ⅱ相試験
(探索試験)</td><td colspan="2">前期第Ⅱ相試験（概念実証試験）</td></tr>
<tr><td colspan="2">後期第Ⅱ相試験（用量設定試験）</td></tr>
<tr><td colspan="3">第Ⅲ相試験（検証試験）</td></tr>
<tr><td>4</td><td colspan="4">製造販売承認申請～審査～承認～販売
(1～2年)</td></tr>
<tr><td>5</td><td colspan="4">製造販売後調査、製造販売後臨床試験</td></tr>
<tr><td>6</td><td colspan="4">再審査、再評価</td></tr>
</table>

十分調べる必要があります。一方、効き目のない薬をつくっても開発費や医療費を無駄にするだけですので、本当に効くかどうかも厳しく調べなければなりません。

まずは動物実験で、どのような毒性を示すか詳しく調べられます。1度にどのくらいの量を投与すれば毒性が現れたり、死に至ったりするかについての実験（**単回投与毒性試験**）も重要ですが、人の治療では毎日繰り返し投与されることが多いので、何日にもわたって動物に薬を投与したとき現れる有害反応を調べる実験（**反復投与毒性試験**）は特に重視され、これに基づいて、初めて人に投与するとき安全性が確保できる量が推定されます。胎児への影響や発がん性など特殊な毒性も調べられます。また、疾患モデル動物（人為的に病気に罹らせた動物）に薬の候補物質を投与し、効くかどうかが調べられます（**薬効薬理試験**）。その他、動物で行えるあらゆる調査がこの段階で実施されます。

医薬品開発のプロセス：臨床試験

動物実験から有効性が期待され、有害反応についても特に問題がなければ、いよいよ人で試す段階に入ります。薬の効き目や副作用の現れ方は、動物と人では同じではありません。いくら動物で安全性・有効性が認められても、やはり最後は人で試す必要があります。

薬の安全性や有効性を人で試すことを**臨床試験**といいます。臨床試験のなかで、新薬の製造・販売を認めてもらうため、国に提出する資料を作成することを目的とした試験のことを特別に**治験**（ちけん）と呼んでいます。

臨床試験（治験）は、一般に、第Ⅰ相～第Ⅲ相の３段階で行われます。

第Ⅰ相試験は**臨床薬理試験**とも呼ばれ、薬の候補物質を人に投与する早期のステップです。一般的には健康な成人を対象とし、体内動態と安全性（**有害事象**[注1)]）を調査します。患者さんが対象ではないので、薬効はふつう評価できません。ただし、重い副作用が予想される抗がん薬などの候補物質の場合、患者さんを対象とすることがあります。

第Ⅱ相試験は**探索試験**とも呼ばれ、少数の患者さんを対象に実施する試験で、一般に前期と後期に分けられます。前期第Ⅱ相試験は、その候補物質を医薬品として開発するというコンセプトが正しいかどうかを検討する試験で、有効性と安全性が試されます。後期第Ⅱ相試験

注1）薬を投与した人には、薬による有害反応が起こる可能性はもちろんありますが、必ずしも薬と関係のない現象もたくさん起こります。薬との因果関係は、多くの場合、かなりの例数が蓄積されないと明らかにはなりません。臨床試験では、薬の安全性を評価するため、薬との因果関係を問わず、現れた好ましくない現象をすべてピックアップします。これを**有害事象**と呼びます。たとえば、薬を飲んでいるとき交通事故にあって怪我をしたことなども記録されます。

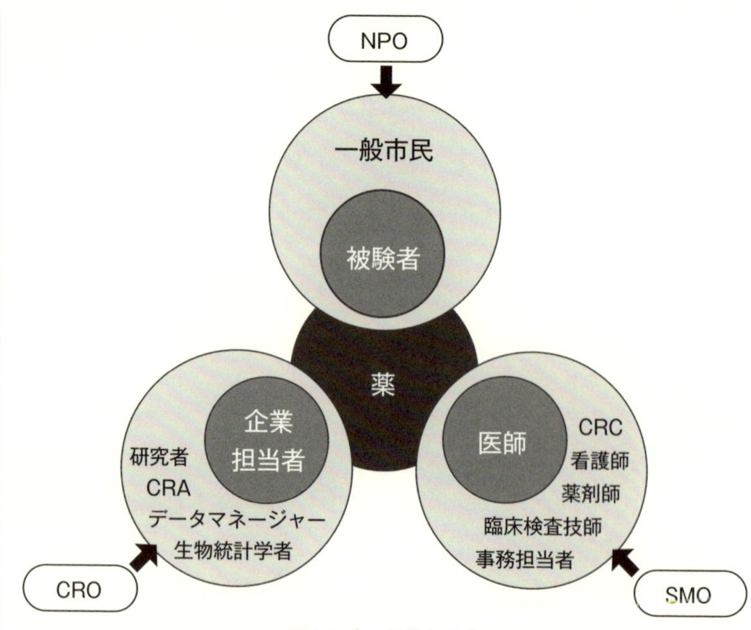

図 14－1　創薬と社会

CRO：contract research organization（開発業務受託機関）、SMO：site management organization（治験施設支援機関）、NPO：nonprofit organization（民間非営利団体）、CRC：clinical research coordinator（臨床研究コーディネーター）、CRA：clinical research associate（"モニター"と呼ばれることが多い）。『臨床薬理学』（第3版）図1-7を改変。

では、次の第Ⅲ相試験で用いる用法・用量が検討されます。

第Ⅲ相試験は**検証試験**とも呼ばれ、比較的多数の患者さんを対象に行われる試験です。第Ⅱ相で観察された有効性を科学的に証明するのが第Ⅲ相の主な目的で、後で述べる無作為割り付けや二重盲検などの方法が用いられます。対象者は数百例以上となることが多いので、多数の医療機関が参加して共同で実施される場合がほとんどです。

非臨床試験までは基礎実験室（ラボ）で行えますが、臨床試験となるとそうはいきません。薬を試す対象が人なので、緊急事態に対応する体制など十分な条件を備えた医療機関で行うことになります。そして、健康な人や患者さんなど、一般の方々に被験者として協力していただく必要があります。つまり、この段階で薬の開発は社会全体に委ねられるのです。

「薬はどこでつくられるのか」という問いに対する答えはここにあります。薬をつくるには一般社会の協力が不可欠なので、薬は私たちの社会全体でつくられるといえると思います（図14-1）。

医薬品開発のプロセス：承認申請から製造販売へ

さて、治験により人体への安全性と有効性が確かめられると、製造・販売の承認申請が国（厚生労働省）に対してなされます。そして、国の審査にパスすると、やっと一般の医療現場で使える医薬品となるのです。

病気に苦しむ患者さんに速やかに新薬を届けることはもとより重要ですが、安全性を確保し有効性を証明するため、薬の開発には避けて通れないステップがいくつもあります。「迅速かつ慎重に」という難しい条件が、薬の開発には求められるのです。

なお、国の承認を得ていても、発売直後の薬は仮免許運転をしているようなものです。というのは、治験ではせいぜい千人程度の患者さんにしかその薬を試していませんので、発生率が千分の一以下の有害反応は発売時には見落とされている可能性があるのです。薬の安全性を治験だけで完全に把握することは難しいため、発売後の副作用調査が非常に重要です。一方、効き目の有無は販売前に確認されていますが、通常、これは短期間で観察することのできる効果に過ぎず（たとえば降圧薬なら、血圧を下げることができるかどうか）、つまるところその薬は健康寿命を延ばすことができるのかという長期的評価のためには、発売後何年もの追跡調査が必要です。

このように、発売後もいろいろな研究調査を行って、薬の真の価値を明らかにしたり、効き目や安全性を高めるために使い方を改善したりします。これを、新薬開発を創薬と呼ぶのに対して、「生み出した薬を育てる」という意味で**育薬**と呼ぶことがあります。

薬効の評価

すでにお話ししたように、薬の評価を定めるには人で効き目を試してみる必要があります。では、薬が「効く」とか「効かない」とか、皆さんなら何を根拠に判断するでしょうか。

例えば、頭が痛いのでアセトアミノフェンを飲んだところ、しばらくすると痛みが消えたとします。ふつうなら、薬が効いたのだと思うところでしょう。でも、ちょっと待ってください。本当に薬が効いたと言えるのでしょうか。

もちろん、本当に効いたのかも知れません。しかし、頭痛は自然に消えることもよくあります。薬の効き目で消えたのか、あるいは自然に消えたのか、確かなことをいうのは簡単ではありません。

こんなことは日常生活ではあまり問題になりませんが、薬の開発となると大変厳しい判定が求められます。飲んだら治った、だから効いたのだ、では通用しないのです。

今日では、効き目の判定方法がいろいろ考案され、薬の開発では常に用いられています。なかでも最も基本的な方法は、**比較対照**を置くということです。薬を飲んだから治ったのだとはっきり言うためには、飲まなかった場合と比較しなければなりません。

アセトアミノフェンを飲んだ人は頭痛が消え、飲まなかった人は消えなかったのであれば、アセトアミノフェンが効いた可能性が高まります。しかし、飲んだ人はたまたま治りやすい人で、飲まなかった人は治りにくい人だったかも知れません。人には著しい個人差があるため、飲んだ人と飲まない人を１人や２人比較しても、結論は出せません。

そこで、もっと人数を増やし、飲むグループと飲まないグループに分けて比較します。ただし、飲むグループと飲まないグループを、薬の有無以外は同一と見なせる集団にする必要があります。もし、飲むグループには若年者が多く、飲まないグループには高齢者が多かったりすると、比べることができないからです。もちろん、年齢だけでなく、あらゆる相違が問題になります。

この問題を解決するために用いるのが**無作為割り付け（ランダム割り付け）**という手段です。難しく聞こえますが、要するにくじ引きです。被験者にくじを引いてもらい、飲むグループと飲まないグループに分けると考えて下さい。どちらに振り分けられるかは全くの偶然です。そうすると、人数が多ければ多いほど、グループ全体としての違いは小さくなり、やがて同一と見なせるほどになります。このようなグループ同士を比較すれば、薬の効き目をかなり純粋に知ることができます。このような条件下で行われた臨床試験を**ランダム化比較試験**（RCT）と呼び、その結果にはかなりの信頼が置かれます。

しかし、これでもまだ完璧とはいえません。

「病は気から」というように、病気は心理的な影響を強く受けることがあります。薬を飲んだと思うだけで安心し、治ってしまうかもしれません。一方、薬の効き目を調査する人（医師）の側も、「この薬は効くはずだ」と思いこんでしまうと、効き目を過大評価してしまうかも知れません。

このような思いこみの影響を防ぐため、次のような手段を用います。

有効成分が含まれていない薬のダミーのことを**プラセボ**[注2)]といいますが、薬を飲まないグループにはこのプラセボを飲ませます。そして、本当の薬とプラセボのどちらを飲んだのか、被験者には教えません。さらに、どの人がどちらを飲んだのか調査者（医師）にもわからなくします。被験者からも調査者からも見えなくするという意味で、この方法を**二重盲検**と呼びます。

上記の方法をすべて含む**プラセボ対照二重盲検ランダム化比較試験**という方法を用いれば、かなり精度の高い判定が可能になります。薬の効き目を正しく知るには、こんなに面倒な手段が必要なのです。

臨床試験の倫理

臨床試験は、薬の安全性と有効性を人で試す実験的な調査方法です。実験にはリスクがありますので、避けて通れるのならそれに越し

注2）薬に似せて作ったダミー（模擬薬）のことを**プラセボ**（placebo）といいます。「よろこばせるもの」という意味のラテン語が語源です。昔は（ひょっとすると今も？）、有効な薬がないとき、本物の薬だとうそをついて患者さんにプラセボを与えることがよく行われていました。有効成分を含んでいないので本当の薬効はありませんが、薬を飲んだと安心するだけで病状がよくなることがあり、これを**プラセボ効果**といいます。たとえ本物の薬でも、見かけ上現れた効果の一部はプラセボ効果である可能性があります。プラセボはよく「偽薬」と訳されます。上記のように「だましぐすり」として治療に用いるのであればそれでもいいのですが、本章で述べるように臨床試験の対照として用いる場合には、何も人をだますわけではないのでこの訳は不適切といえます。もし"ギヤグ"と呼びたいのなら**擬薬**と訳すほうが適切ですが、「プラセボ」は日本語としてすでに定着してい

ますので、あえて訳す必要はないと思います。

たことはないのですが、そうはいきません。薬の開発にとって臨床試験は必須です。いくら動物実験で望ましい結果が得られたとしても、人でも同じような結果が得られるとはかぎらないからです。また、すでに市販されている薬でも、使用方法を改善するためには臨床試験が必要です。臨床試験なしに医療の進歩は望めません。

さて、臨床試験とは要するに実験です。ということは、**人体実験**なのでしょうか？

たしかに、臨床試験を人体実験と呼んでも事実として間違いではありません。しかし、そうすると、人を実験動物のように扱っているような誤解を与えかねませんので、人体実験という言葉はふつう使われません。ただ、たとえ臨床試験と呼んだとしても、人をモルモットのように扱うのではないかと懸念される方がおられます。

第二次世界大戦中から戦後にわたる一時期、人を実験動物のように扱う残酷な人体実験が行われていたのはたしかです。しかし戦後は反省が強く求められ、70年を経た現在では、人体実験（臨床試験）は公式のルールに基づき、人権や安全性を最大限配慮して行われます[注3]。

注3）誤解をまねかないように付け加えると、動物実験も今では厳しく規制されており、動物に与える苦痛を最小限にするような配慮が求められています。

では、臨床試験の倫理性を保つためには、どのような条件が必要でしょうか。世界中で最もよく知られた倫理規範は**ヘルシンキ宣言**といわれるものです。1964年にフィンランドの首都ヘルシンキで開催された世界医師会総会で採択されたためその名がありますが、その後何度も改訂が行われ、初版と比べると現行版は原型をとどめないほどの発展を遂げ、人を対象とする研究の倫理基準としてほとんどの国々で認められています。

ただ、ヘルシンキ宣言は、数多くの（最新版では37の）項目を並べた規則集のようなものなので、倫理的な思考を導くには不向きな面があります。

そこで、**倫理原則**と呼ばれる、あらゆる倫理的問題に対応できる考え方の枠組みが考案されています。有名なものに米国の**ベルモント・レポート**の3原則（**人格の尊重**、**善行**、**正義**）があります。ただ、こ

表14－2　人を対象とする研究の倫理原則

	ベルモント・レポート（1979年）		私案	
	原則	適用	原則	要件
第1原則	**人格の尊重**	インフォームド・コンセント	**尊厳性**	インフォームド・コンセント
第2原則	**善行**	リスク対利益の評価	**有益性**	倫理審査
第3原則	**正義**	被験者の公正な選択	**公正性**	責任ある遂行

れは1970年代の米国社会を背景として作られており、そのまま今の日本に適用するには不自然なところや不十分なところがあります。そこで私は、ベルモント・レポートの3原則を現代的に改変した3原則を用いています（表14-2）。

第1原則の**尊厳性**は、言葉どおり、被験者の人格が尊重され生命の尊厳が保たれるということです。研究への参加が被験者の自由意思に基づくことが必須で、そのためには**インフォームド・コンセント**を得なければなりません。インフォームド・コンセントとは、研究について被験者に十分説明し、十分な理解の上で参加の同意を得ることで、今日、同意は必ず文書で取っています。

第2原則の**有益性**は、研究によって得られる利益の方が不利益に勝る、つまり、その研究が、被験者や社会に恵みを与える善い行いである、ということです。薬の有害反応はもちろん不利益ですが、それ以外にも不利益はありえます。例えば、プラセボ群に割り振られると、副作用の恐れこそないものの、他の薬による通常の治療が受けられなくなる不利益が生じます。この辺りが倫理的判断の難しいところです。

この原則を担保するため、今日では、**倫理審査**という手段が取り入れられています。臨床試験を行う医療機関に、当該研究とは無関係の第三者によって構成される**倫理審査委員会**を設け、臨床試験の倫理性と科学性を審査させるのです。この委員会で承認されなければ、臨床試験を行うことはできません。倫理審査委員会の存在は極めて重く、これがあるだけで、少なくとも非人道的な「人体実験」は発案すらされなくなるでしょう。

第３原則の**公正性**は、社会正義に反しない、公正な研究であることを求めます。ベルモント・レポートが作成された当時は、これに該当するのは主として被験者選択の公平性でしたが、今日、研究を公正に実施するには、それだけではとうてい足りません。研究に関する責任の所在、記録の保管、不正行為の防止、利益相反の開示、結果発表の方法など、多くの項目にわたって公正さを確保しなければなりません。ただ、この第３原則を担保する実際的な方法はまだ確立されていません。そのため「ディオバン事件」[注4]のような不祥事が繰り返される可能性がまだ残っていると思います。

注4）ノバルティスファーマ社が製造販売する降圧薬ディオバン（一般名バルサルタン）の臨床試験にノバルティスファーマ社の社員が統計解析者として関わり、臨床試験データが改竄されていたことが2013年に発覚、一連の論文が撤回された事件。

専門家の処方だから、いい薬ですよね？

第15章

薬の選択

数多い薬の中からどれを選んで処方するか、薬物治療を行う上で最も重要なポイントはここにあります。医師は、有効性・安全性・適合性・費用の４つの観点から、患者さんにとって最もよいと思われる薬を選択しなければなりません。臨床的根拠（エビデンス）に基づいてあらかじめパーソナルドラッグを選択しておくことは、根拠に基づく医療（EBM）の実践に大変役に立ちます。

よい薬とは何か

日本では、約1万8千品目もの医療用医薬品（医師の処方箋を必要とする薬）が販売されています。これほど多くの薬の中から患者さんの病状に合うものを選んで使えるわけですから、基本的には日本人は恵まれていると言えるでしょう。

しかし、薬の種類がこれほど多いと、一人ひとりの医師がすべての薬に精通するなどということは実際上不可能です。通常、一人の医師が日常的に用いている薬の種類は50種類にも満たないと言われますので、これほど多くの薬が売られている必要があるのかどうか、ちょっと考えさせられます。

医療の現場では、些細なものから重大なものまで様々な過失（**医療過誤**（かご））が起こっていますが、その中で圧倒的に多いのは薬の処方に関する過失です。投与量や投与方法を誤ったり、併用できない薬を処方したり、重複する薬を処方したり、ひどいものでは薬の名前を誤って違う薬を処方したり……。幸い大事に至ることはまれですが、実に様々なミスが起こります。過失の責任はもちろん処方した医師にあるわけですが、薬の種類が必要以上に多いことがミスを誘発している可能性は高いと思います。

それでも、すべてがよい薬であれば種類が多いに越したことはないのですが、実のところ、効き目のあやしい薬や、重い有害反応が現れやすい薬もかなりあり、すべてが厳しい評価に耐えられる薬というわけではありません。

そこで、医師には、よい薬を選んで処方する能力が求められることになります。数多くの薬の中から本当によい薬を選んで用いるには、どうすればいいのでしょうか。

そのためには、まず、「よい薬とは何か」という基準を設ける必要があります。よい薬の条件とは何でしょうか。

薬の良し悪しを評価するポイントとして、一般に、①**有効性**、②**安全性**、③**適合性**、④**費用**の4つが挙げられます。①〜③は高ければ高いほど、④は小さければ小さいほど望ましい薬です（表15-1）。

表15－1　医薬品の選択基準

評価のポイント	よい薬とは	どうやって評価するか
有効性	効くという証拠がある	できるかぎり、ランダム化比較試験や系統的レビューの結果に基づいて評価する。
安全性	有害反応が少ない	頻度の高い有害反応や重篤な有害反応の有無を検討する。
適合性	使いやすい	アドヒアランスを保つのは容易かどうか、応用範囲が広いかどうかを検討する。
費　用	安　い	単なる薬価だけではなく、使用期間をも考慮して算出する。

＊優先順位は、有効性＞安全性＞適合性＞費用とする。

いうまでもなく、**有効性**とは「効き目があるかどうか」ということです。効き目がなければ薬として存在する意味がありませんので、有効性は最も基本的な評価基準です。国が承認している薬だから効き目があって当然だと思われるかもしれませんが、実は必ずしもそうではありません。

最近開発された新しい薬であれば、短期的な効き目は治験の段階で確認されているのがふつうですが、長期的な効き目があるかどうか（究極的には、健康寿命を延ばせるかどうか）を評価するには、販売後何年もかかります。また、どのような方法で効き目を調べたかによって、証拠としてのレベルが違います。一般的には、RCT（第14章「薬の開発」）を行わないと科学的な証拠にはなりません。古い薬の中には、短期的な有効性すらきちんとした臨床試験で確認されていないものも多くあります。

薬の評価で、次に重要なのが**安全性**です。安全性とは「有害反応による健康被害が起こりにくいかどうか」ということです。第6章「有害反応」で解説したように、有害反応が絶対に起こらない薬などというものは、理論的にも実際的にも存在しません。少々過剰に投与してもたいしたことは起こらない薬もたしかにありますが、一方、どれだけ慎重に用いても生命を脅かす重大な有害反応を引き起こす薬もあります。しかし、前者がよい薬で後者は悪い薬だとは、必ずしも言えません。

なぜなら、有害反応をどれだけ重視するかは、患者さんの病気の重さや薬効の大きさによって変わるからです。病気が重篤で、その薬の効果に大きな期待がかかっているような場合なら、いくら重い有害反応が起こる可能性があっても使ってみる価値があるかもしれません。リスクより大きい利益が期待できるかどうか、リスクと利益を秤にかけてみることが重要です。有効性に重きを置くか、安全性を重視するかは、最終的には患者さんが決めることですので、リスクの大きい薬を用いる場合は**インフォームド・コンセント**（第16章「薬と上手につきあうには」）が特に重要となります。

3番目の**適合性**というのは、ちょっとわかりにくいかもしれませんね。これは要するに、その薬は「使いやすいかどうか」ということです。薬の使いやすさは、剤形や用法によって違いますし、患者さんの置かれた環境でも変わります。

たとえば、外来へ通院する患者さんにとっては、一般に、注射薬より内服薬のほうが使いやすいでしょう（インスリンは飲んでも吸収されないので患者さんに自己注射してもらいますが、仮にインスリンの錠剤というものがあったとしたら、きっとその方が便利でしょう）。また、同じ内服薬でも、1日3回飲む必要がある薬より、1日1回の内服でよい薬の方が利便性は高いでしょう[注1]。薬を飲むのが難しい高齢者などでは、口の中で溶かす薬（口腔内崩壊錠）や貼付剤、坐剤のほうがいいかもしれません。もし局所的な病気であれば（たとえば眼疾患）、全身投与より点眼のような局所投与のほうが副作用を避ける上で望ましいかもしれません。

さらに、妊婦さんや高齢者、腎障害や肝障害のある患者さんなど、特殊な患者さんにも使うことのできる薬や、他薬との相互作用による有害反応が起こりにくい薬があれば、そのような薬のほうが応用の幅が広いため使いやすいでしょう。

患者さんの置かれた状況に合わない薬を処方すると、使い方を守っ

注1）ついでにいうと、ある薬は朝食後1回、ある薬は朝・夕食後2回、またある薬は1日3回空腹時などと、異なる用法の薬が混在する処方は混乱を招きやすいので、どうしても必要なとき以外は避けるべきです。

てもらえませんので、結局、期待した効き目は得られないということになります。医師は、できるかぎり、患者さんが使い方を守りやすい薬を選ぶべきです。

最後の条件は**費用**、すなわち「薬の値段」です。これは、基本的には医学的な問題ではなく患者さんの経済的負担の問題ですが、無視できないほどの自己負担金を多くの患者さんが支払わなければならない現在では、決して小さな問題ではありません。また、医療費の高騰を何とか抑えたい財政状況でもあり、医師は薬の費用にも気配りして処方するべきです。費用のことばかり考えて医療の質を落としてしまっては本末転倒ですが、高い薬ほど優れた薬というわけではないことははっきりしています。それどころか、古くて安価な薬の中には高価な新薬をもってしても代えることのできない価値を持った薬がたくさんあります。

たとえば、登場してからすでに半世紀を優に超える**チアジド系利尿薬**は、最も優れた降圧薬（高血圧の薬）の一つとして今でも頻繁に用いられていますが、1日のコストは10円もかかりません（自己負担額はその何割かです。以下同様）。一方、比較的新しい**アンギオテンシン受容体拮抗薬**は1日当たり100円前後かかりますが、むしろチアジド系利尿薬の方がしばしば大きな降圧効果を示します。糖尿病治療薬では、古くからある**ビグアナイド薬**の価格は1日当たり50円程度なのに対し、最近開発された**DPP-4阻害薬**は150円以上、**SGLT-2阻害薬**は200円以上もかかります。しかし、高い薬の方がそれだけ優れているという証拠はありません。

なお、国民の医療費が日本の財政を圧迫している今日、**後発医薬品**（第2章「薬の名前」）の使用が積極的に推奨されています。医師がことさら禁止しないかぎり、調剤薬局で後発品に切り替えることができるようになりました。これにより、患者さんの負担は従来の7割程度に抑えられます。

根拠に基づく医療

皆さんは、**EBM**という言葉を聞いたことがありませんか。EBMとはevidence-based medicine（**根拠に基づく医療**）の略で、医師の個人的経験に頼っていた旧来の医療を、科学的根拠に基づく医療に転換させようとする改革運動のことです。そのような運動が活発化し始めた1990年前後に誕生した言葉ですが、医師の間では今やすっかり定着しています。

その昔、医療の質は医師の個人的経験をよりどころとし、薬の効き目は医師の「さじ加減」によるとされてきました。「さじ加減」のうまい医師が名医とされていたのです。しかし、そのような医師の「感覚」は実はまったく当てにならないことが次第に明らかになりました。

その理由として、第一に、薬の作用機序が分子レベルで詳しくわかるようになり、薬効を明確な物理・化学的現象としてとらえることが可能になったこと、第二に、薬の血中濃度が容易に測定できるようになり、薬物動態の個人差はきわめて大きいことがわかったこと、第三に、科学的な薬効評価法が開発されて、薬効と**プラセボ効果**（第14章「薬の開発」）をはっきり区別できるようになったこと、などが挙げられるでしょう。

薬理学の発展によって、医師は、経験で体得した「感覚」ではなく、薬効や有害反応、相互作用、薬物動態などに関する科学的な情報に基づいて患者さんの病状に合った薬を選び、適正な処方を行うことができるようになったのです。薬物治療に対して科学的に向き合う態度を忘れなければ、薬の効果を最大限に引き出すことができます。

EBMは必ずしも薬物治療にかぎった運動ではありませんが、科学的根拠に基づく薬の選択はEBMにとって欠くことができません。薬物治療でEBMを実践する手順は、下記①～④の4ステップです。

① 患者さんの状態をよく知る。

② 使える可能性のある薬について情報を入手する。

③ その情報を科学的に吟味して、よい薬を選ぶ。

④ 説明と同意のもとに患者さんに用いる。

では、②の薬の情報はどこから入手するのでしょうか。それぞれの薬剤に関する最も基本的な情報は、添付文書に書かれています（第6章「有害反応」）。特に、有害反応や相互作用に関する情報はこれを見ればよいと思います。しかし、同じ病気に対して承認された薬がいくつもある場合にどの薬を選ぶべきか、その判断の根拠を添付文書だけから得るのはなかなか困難です。

薬を選択する根拠を与えてくれるのは、第一に**臨床試験**（第14章「薬の開発」）の結果です。新しい薬を開発する過程で行われる治験はもちろんですが、すでに販売されている薬同士の効果を比較したり、他薬との併用効果を検討したり、他の病気への効果を調べたりと、いろいろな臨床試験が世界中で行われており、通常、その結果は学術論文として専門誌に発表されます。

ただ、論文といっても玉石混淆で、質の悪い臨床試験の報告は役に立たないばかりか、信じると害悪にもなりかねません。しかし、一般の医師にとって、論文の質まで見極めることは非常にむずかしいでしょう。

幸いなことに、現在では、世界中で発表された論文を吟味し、科学的に確かな情報だけを一般の医師に提供する**系統的**（システマティック）**レビュー**と呼ばれる運動が進められています（イギリスで始まった**コクラン共同計画**という運動が最も良く知られています）。系統的レビューを利用すれば、根拠に基づく薬の選択が誰にとっても容易になります。

また、多くの疾患領域では、関連学会などが中心となって**診療ガイドライン**を作成しています。これも、基本的には良質な臨床試験に基づいて作られているはずなので、薬の選択に役立ちます。

パーソナルドラッグ

今日、臨床試験の論文も、系統的レビューの結果も、もちろん添付文書情報も、インターネットの普及により居ながらにして容易に入手できるようになりました。ただ、医療の現場では、患者さんを目の前にしながら薬の情報をくわしく調べる時間はなかなかありません。外来診療のように即断が求められる現場ではなおさらです。

そこで、自分（医師）が出会うと予想される病気の患者さんを想定し、最もよいと考える薬を前もって選び、リストを準備しておくとよいと思われます。

つまり、医師が、自分の診療にとってなくてはならない薬を科学的根拠に基づいてあらかじめ選んでおき、使い方を十分学んだ上で、原則としてこれらの薬のみを用いることにするのです。100～150種類の薬を選んでおけば、普通の診療にとっては十分だと思います。

このような、医師個人の必須医薬品のことを**パーソナルドラッグ**（略して**Pドラッグ**）と呼びます。昔、日本の医師は「自家薬籠中の薬」（自分の薬箱の中にある自由自在に使える薬）を用いて治療に当たりましたが、このやり方を今に生かしてはどうかというわけです。

Pドラッグの選択は、もともとは、薬物治療法の習得を目的としてオランダで試みられた薬理学教育の新しい方法なのですが、現場の医師にとっても非常に有用です。リストにある薬はいずれもよい薬なので、高い安全性と有効性が期待できますし、知りつくした薬しか使わないため、医療過誤の減少が期待できます。また、医師が自分で選び抜いた薬なので、治療に自信と責任を持つことができます。さらに、Pドラッグを用いれば、前述のEBMの4ステップのうち②と③をスキップできるので、診療の効率化にもつながります。

ただ、薬のリストを一から作るのは忙しい医師にとって負担が大きいかも知れません。元となるリストを学生～研修医時代に作成しておくことを勧めています。

一生飲まなければいけませんか？

第16章

薬と上手につきあうには

最後に、患者さんに納得して薬物治療を受けてもらうためには何が大切か、患者さんの立場に立って考えてみたいと思います。ひと昔前までは、患者さんは医師が決定したことに従う存在でした。しかし今日では、自分の治療法を主体的に考え、薬物治療に自主的に参加してもらうのが、治療効果を上げる一番いい方法であることがわかってきました。そのために必要なのが、インフォームド・コンセントや、アドヒアランス／コンコーダンスという概念です。

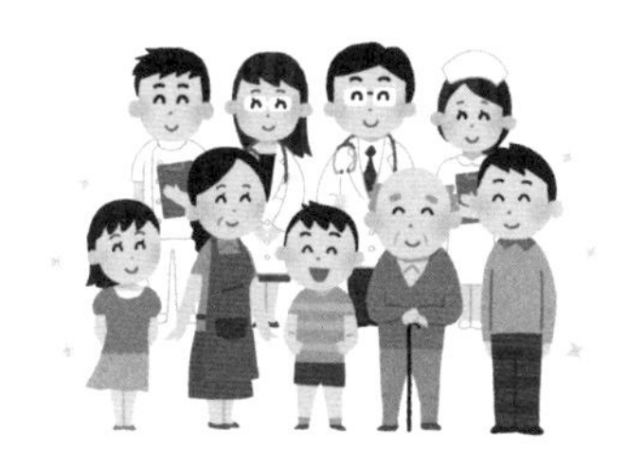

薬物治療のインフォームド・コンセント

薬を飲む（薬を用いる）という行為は、食事をするのと違って、本能とは無縁の理性的な行為だと言いました（第１章「薬とは何か」）。患者さんの病気は何なのか、薬物治療は必要なのか、どのような治療薬があるのか、薬はどのような効果をもたらすのか、どのような有害反応が起こりうるのか、どのような使い方をする薬なのか等々、これらをよく理解していないと期待している効果が得られないばかりか、思わぬ健康被害を引き起こしかねません。

今日の医療では、**インフォームド・コンセント** informed consent が極めて重視されています。インフォームド・コンセントとは、医師が、病気と治療に関する十分な説明を行い、患者さんは、それをよく理解した上で治療法を選び、それを受けることに同意するという、患者さんの自律性（自分のことは自分で決めるということ）を極力重んじる手続きです。

医療行為のリスクが大きければ大きいほどインフォームド・コンセントは重要な意味を持ちますが、薬物治療も多かれ少なかれリスクを伴いますのでインフォームド・コンセントが必要です。医師の説明と患者の同意がなくては、薬物治療は行えません。日常的に用いられるリスクの小さい薬であれば、患者さんの同意を文書で取ることはほとんどありませんが、抗がん薬などのように大きなリスクを伴う薬では、文書で同意を取ることがしばしばあります。

もともとは、インフォームド・コンセントは患者さんが自己決定権を行使するために生まれた手段でした。しかし、薬物治療にとって、インフォームド・コンセントは、薬について理解を深める機会を患者さんに与えられることにむしろ意義があります。なぜなら、患者さんが薬をよく知ることが、治療効果を高めたり、リスクを低減させたりすることにつながるからです。

聞くは効くに通じる、といいます。医師が患者の話をよく聞き、患者が医師の説明をよく聞いていれば、薬物治療の効果を最大限に引き出すことができるのです。

リスクの高い薬を処方しようとする場合、医師は、特別に作った詳しい説明書を患者さんに渡すことがありますが、一般の薬の場合は簡単な説明しかしていないのが実情です。あなたが患者さんなら、わからないことは、医師や薬剤師に遠慮なく尋ねましょう。添付文書（薬の取り扱い説明書）が読めるような患者さんは、医師や薬剤師からそのコピーをもらったり、医薬品医療機器総合機構（PMDA）のインターネットサイトから自分でダウンロードしたりして、目を通すことをお勧めします。

コンプライアンスからアドヒアランス、コンコーダンスへ

薬物治療を行うことに患者さんが同意したとしても、患者さんの都合によって薬を飲んだり飲まなかったり、自己判断で休薬したり中止したり、しょっちゅう飲み忘れたりと、正しい薬の使い方が守れなければ、期待した効果が得られないばかりか健康が脅かされます。

薬の正しい使い方を患者さんが守れるかどうかを表すのに、以前は**コンプライアンス** compliance という概念を用いていました。コンプライアンスは**服薬遵守**と訳され、「医師や薬剤師の指示に患者がどの程度従うか」を意味し、指示に従えない「ノンコンプライアンス」は患者側の問題と考えられてきました。

しかし最近では、コンプライアンスに代わって、**アドヒアランス** adherence や**コンコーダンス** concordance という概念が用いられるようになりました。これら２つの言葉の意味は少し異なるのですが、実際上目指す方向は似ていますので、ここでは区別せず併記することにします。

アドヒアランス／コンコーダンスが意図するのは、患者は、医師や薬剤師の指示に服従させられる存在ではなく、医療チームの一員として、自分の治療方針の決定に積極的に参加するべきだということです。そうすることで、薬の使い方は守らされるものではなく、守るものという意識が自ずと生まれることを期待しているのです。

薬物治療がうまくいくかどうかは、治療の内容、患者さん側の事

情、医療者側の事情、患者さんと医療者の相互関係など、患者さんを取り巻く環境の全てに影響されます。治療計画をきちんと遂行するには、その治療法は患者さんにとって守りやすいものか、守りにくい因子があるとすればそれは何か、それを解決するためには何が必要かなどを、医師や薬剤師、看護師などの医療者が患者さんとともに考え、相談の上決定していきます。

本当に薬が必要か

一昔前までは、いくら必要ないと言っても、薬を処方してもらうまで帰らない患者さんがよくおられました。そのような人と診察室でつい口論になった記憶もありますが、近頃は年の功か気が長くなり、ゆっくり、諄々と説明しますので、たいていの患者さんには納得してもらえるようになりました。もっとも、医療費の自己負担額が増えたせいで、要るかどうかわからない薬まで欲しがる患者さんが減っただけかもしれませんが……。

それでも、薬を処方してもらえないなら病院に来た甲斐がないと考える患者さんが、今でもときどきいらっしゃいます。

このような患者さんにまずわかってもらいたいのは、薬物治療だけが治療ではないということです。これまでみてきたように薬物治療には必ずリスクが伴います。患者さんにとって不必要な薬には、効果がないだけならまだいいのですが、リスクのほうは確実に存在します。要らない薬のせいで新たな病気が生まれるということも十分ありえるのです。

薬がなくても自然治癒する病気はたくさんあります。ふつうの風邪なら休養だけでほとんど治ります。もちろん風邪の症状を無理に我慢する必要はありませんが、いわゆる風邪薬はあくまで対症療法薬にすぎず、原因を取り除ける薬は存在しません。たとえインフルエンザであっても、ふだん元気な人であれば、何日か休養するだけで治るでしょう。

慢性疾患では、生活習慣の見直しや周りの人のサポートだけでも、

QOLが改善することがしばしばあります。薬物治療法はたしかに進歩していますが、未だに効き目のあやしい薬や、病気より有害反応のほうが怖い薬も売られています。

かかった医師がまともな医師であれば、という条件付きですが（これについては、後で話します）、患者さんは医師の話をよく聞き、自分にとって本当に薬が必要なのかどうかよく考えて、薬物治療を受けるかどうか判断してください。それでも判断が難しいときは、**セカンドオピニオン**を求めることをお勧めします。

薬はいつまで必要か

細菌感染症のような急性疾患（急に発症して、ふつう数日から数週ぐらいで治るような病気）であれば、病気が治れば薬は必要なくなります。では、高血圧症のような慢性疾患（何年にもわたる病気）ではどうでしょうか。薬はいつまで飲まなければならないのでしょうか。

たとえば高血圧症では、薬の服用を勧めると、「一度のみ始めたら一生やめられなくなるから、飲みたくない」と言われる患者さんがいらっしゃいます。たしかに、急に中断するとよくない薬はありますが、いったん飲み始めたらやめられないというのは完全な誤解です。

また、薬を飲み始めたら血圧が下がったために、「もう飲まなくていいだろう」と自分で判断してやめてしまう人もいらっしゃいます。血圧が下がったのは薬による一時的な効果なので、当然ながら、薬をやめると血圧はもとのように上昇します。薬を続けて飲まなければならない理由は、第５章「薬のたどる道」で説明したとおりです。

もちろん、本当に服薬をやめることができる患者さんもいらっしゃいます。薬を飲むと同時に、生活習慣の改善（減塩や減量、運動、節酒など）も心掛けていれば、そのうち薬が不要になることも十分期待できます。

このように、薬物治療は、患者さんの現在の状態に合わせて臨機応変に変えるべきものです。漫然と投薬し続けるのは、厳に慎まなければなりません。薬の開始も中止も増量も減量も、患者さんの状態をこまめにモニタリングしながら判断していきます（第13章「薬のモニタリング」）。ですから、何ヶ月も間をあけず、定期的に通院していただくのが原則です。

こんな医師には要注意

最後に、患者さんの立場に立って、薬物治療上ちょっと警戒したほうがいい医師の特徴を、思いつくまま挙げてみることにします。もし、これらにまったく該当しない医師に出会ったとしたら、その人は処方医として最適の人だと思います。そのような人を手放してはいけません。

①薬剤使用歴を尋ねない医師

今までに薬を使ったことがあるか、他の医師から処方されている薬があるか、有害反応が現れたことはあるか等々を、**薬剤使用歴**といいます。医師が薬剤使用歴に気を配らなかったら、避けられる有害反応を避けることができなくなり、場合によっては非常に危険な事態となります。そもそも、患者さんが今訴えている症状自体が、他の医師から処方された薬の有害反応なのかもしれません（この確率は想像以上に高いものです）。また、食品・嗜好品・健康食品などと相互作用する薬もあるので（第9章「薬と薬の相互作用」）、薬剤使用歴のみならず生活習慣の問診も大切です。

患者さんご自身も、安全のため、他の医師から処方されている薬がある時ははっきり伝えましょう（「おくすり手帳」などをお持ちなら、必ず見せてください）。全然違う病気でかかっているのだから関係ないだろうなどと、決して自己判断しないことです。

②薬の情報を確認しない医師

薬の処方に必要な情報は膨大で、とても人間が記憶しておける量ではありません。自分は慣れているからだいじょうぶと知ったかぶりをする医師は、たいへん危険です。たとえよく知っている薬であったとしても、新たに処方しようという時は最新情報を確認するべきです。新たな副作用情報などが追加されるなど、添付文書の内容はしょっちゅう更新されているからです。

患者の前で添付文書をいちいち確認するのはプロとして恥ずかしいなどと思っている医師が仮にいるとすれば、そのうち痛い目にあってプロとしての信用を落とすのはそのような人です。患者さんと一緒に新しい情報を調べ、もっともよい薬を一緒に考えてくれる医師こそよい医師なのです。

③処方薬について説明しない医師

処方しようとする薬については、患者さんにとってその薬がなぜ必要なのか、どんな効果が期待できるのか、起こりうる有害反応は何か、有害反応が現れた時はどうすればよいか、併用してはならない薬や食べ物はあるか等々について、医師は患者さんに説明してインフォームド・コンセントを得なければなりません。

具体的な説明なしに、「では、お薬を出しておきますから」と言うだけで診療を終わらせる医師は要注意です。もっとも、とても忙しい診療業務の中で十分な説明をする時間的余裕がないのも事実です。わからない点は遠慮せず尋ねましょう。優れた医師なら、喜んで納得のいく説明をしてくれるはずです。

④訴えた症状の数だけ薬を処方する医師

患者さんは（特に高齢者は）しばしば複数の症状を訴えて受診されますが、それらの症状をなるべく一元的に（一つの病気として）説明できないかと考えるのが、病気の診断にあたる基本的な姿勢です。症状の原因となっている病気がわかれば、いくつもの症状を一挙に解決できる可能性があるからです。

しかし、いつも明確に診断できるわけではありません。特に高齢者では、多様かつ曖昧な症状を訴えることが多く、その原因を特定するのは容易ではありません。そういう時、とりあえず症状だけ抑えようとして、対症療法薬を山ほど処方する医師がいます。ある程度やむをえない時もありますが、異常の数だけ薬を処方していたら、すぐに10種類以上もの薬を飲まなければならなくなります。そうなると、今度は、薬の副作用のために体の調子が悪くなることがしばしばあります。一つひとつの副作用は小さくても、薬が多数重なると、吐き気がしたり、眩暈（めまい）がしたり、食欲が落ちたり、元気がなくなったりと、無視できないほどの症状が起こります。

現在、7種類以上の薬を処方すると薬剤料の保険点数が減点されるので、無謀な処方をする医師は減ってきてはいるようですが、10〜20種類もの薬を平気で処方する医師はそれでもいます。本当に必要な薬であれば仕方ありませんが、何の説明もなく山ほど薬を処方するような医師は十分警戒する必要があります。

⑤初めての薬をいきなり長期処方する医師

患者さんにとって初めての薬は、効き目が現れるかどうかはっきりしませんし、患者さんに合う投与量もまだ決まっていませんので、できるだけ慎重に処方するべきです。抗菌薬などの例外はありますが、一般的には、まず少なめの量を1〜2週間投与して様子を見ます。思わぬ有害反応が現れてその薬は使えなくなることもありますし、効き目が不十分なので用量を増やさなければならないこともよくあります。

ところが、初めての薬であるにもかかわらず、ひと月分、あるいはそれ以上の薬を一度に処方する医師がいます。そんなことをすると、その投与量では効き目が現れない場合、治療が遅れてしまいます。また、次の来院まで間があるので、有害反応が現れても気づくのが遅れます。有害反応が現れて数日しか飲めなかったとしても払い戻しはできませんので、処方した薬はほとんど無駄になります。

たとえ初めての薬ではなくても、きちんとしたモニタリングができないような著しい長期処方は、なるべく避けるべきです。患者さん側にやむをえない事情があるのなら別ですが、平気で3ヶ月分も一度に処方するような医師には注意が必要です。アドヒアランス／コンコーダンスを高く保つには、「薬が切れたらまた来てください」と言って患者さんに任せるのではなく、患者さんの都合を聞いて次の来院日を決めておく方がよいと思います。

⑥対症療法薬を漫然と投与し続ける医師

ころころと薬を変えるのも考えものですが、十年一日のごとく判で押したように同じ薬を処方し続ける医師にも注意が必要です。きちんとモニタリングした結果としてそうなったのならよいのですが、ただ漫然と処方し続けているとすれば問題です。

特に、たいした病気でもないのに、対症療法薬を延々と処方し続ける医師は要注意です。たとえば、頭痛や腰痛に対して抗炎症薬を何ヶ月、何年にもわたって処方している人がいます。抗炎症薬は急性炎症に対しては優れた薬ですが、漫然と長期投与するとしばしば重大な有害反応を引き起こします。病気にもよりますが、対症療法薬は症状のある時に短期間だけ処方するのが原則です。

⑦新薬をすぐ試したがる医師

新しい薬が発売されるとすぐ試したがる医師がいますが、患者さんの状態が既存の薬で落ち着いているのであれば、何もわざわざ新薬に変更する必要はないはずです（新薬の方が優れているという確固とした証拠があれば別ですが）。新薬への変更が単に新しいものへの興味からだとすると、患者さんを不必要なリスクに曝すことになりかねません。

第15章「薬の選択」で説明したように、患者さんの病状が定型化できるのであればＰドラッグで対応するのが一番です。そうすることで、薬物治療の有効性・安全性を最大限高めることが可能です。Ｐドラッグはいわば「ワンパターン処方」なのですが、それで患者さんが助かるのであればワンパターンでも大いにけっこうではありませんか。

大学病院などの「研究病院」で正式の臨床試験として新薬の効果を試すのなら別ですが、一般の病院や診療所は、薬の選択に関しては保守的でかまわないと思います。安易に新薬を試すべきではありません。

まだまだ要注意医師はいそうですが、調子に乗って書いていたら、「偉そうに人のことが言える立場か」という内なる声が聞こえてきましたので、この辺で自重することにいたします。

あとがき

本書をお読みくださり、ありがとうございました。楽しんでもらえたでしょうか。内容が少し硬すぎたのではないかとも思いますが、患者さんや学生諸君の疑問に少しでも答えることができたとすれば幸いです。

本書は書き下ろしですが、もとになった文章がまったくなかったわけではありません。2007年の1月から5月、私は、朝日新聞のリレーエッセイ「医を診る」に15回にわたって『臨床薬理入門』というシリーズを連載しました（これを読みたい方は、http://www.med.kyushu-u.ac.jp/clipharm/about/relay_essay.html をご覧ください）。これは、薬との上手なつきあい方や薬に関する今日の問題点などを一般の方々のためにわかりやすく書いたものですが、1回当たり1,200字に制限されていましたし、図表を付けることもできず、書きたい内容のすべてを書き込むことはできませんでした。いつかは大幅に加筆し、一般の方々のみならず学生の入門書としても使える本に仕上げたいと思っていました。

すると数年前、患者さんなど一般の方々にも読めるような医学の解説書をシリーズとして出したいと、一般財団法人九州大学出版会から相談がありました。この本は、そのシリーズのひとつとする予定で書き始めたものです。しかし、諸般の事情によりシリーズの開始が遅れたため、私の原稿はこうして単行本として出版されることになりました（ちなみに、シリーズの方は『医学らいぶらり（仮称）』として来年には刊行が始まる予定です）。

今日の医学はあまりにも専門分化が進み、医療職に就いている者にとっても他の専門分野はまったく知らないという状況に陥りがちです。一方で、医師の独断で治療が行われていた時代はとうの昔に去り、チーム医療の時代が訪れています。薬物治療は治療法の中で最も中心的な方法ですので、それを専門にあつかう臨床薬理学の基礎知識は医療チーム全員が共有するべきです。ところが、臨床薬理学教育が十分行われている医療系大学は多くはありません。

なかでも、最近急速に増えている看護大学で十分な臨床薬理学教育が行われていないことは特に問題です。薬は、医師（処方）→薬剤師（調剤）→看護師（与薬）という流れで患者さんに投与されるのが一般的です。つまり、薬物治療は、医師と薬剤師と看護師により三重のチェックを受けることになります。看護師は中でも重要な最終的チェックポイントなのですが、看護大学における薬物治療の訓練はまったく不十分です。ある調査によれば、看護師の段階で薬物治療の過誤が発見される率は、薬剤師のそれに比べるとかなり低いそうです。

また、「はじめに」で書いたように、患者さんも医療チームの重要な一員です。

この本が、医療チーム全員にとって、臨床薬理学の入門書としてお役に立てれば幸いです。

この本を書くにあたっては、九州大学出版会の方々に企画段階から大変お世話になってきました。この場を借りて御礼申しあげます。特に、単行本化が決定して以来本書をご担当いただいた奥野有希さんには、数々の貴重なコメントをいただき、また大変繊細な目でご校閲いただきました。おかげで完成度がずいぶん高くなりました。心より感謝しております。

2016年盛夏

笹栗俊之

著者紹介

笹栗俊之（ささぐり としゆき）

1956年福岡市に生まれる。1981年九州大学医学部医学科卒、1987年九州大学大学院医学系研究科博士課程修了、医学博士。1986～1988年オックスフォード大学薬理学部門に留学。内科勤務医、国立循環器病センター勤務を経て、2001年より九州大学大学院医学研究院臨床薬理学分野教授。専門は薬理学、臨床薬理学、内科学。日本内科学会認定内科医、臨床薬理専門医、高血圧専門医。主な著書に『NEW薬理学』（南江堂、共著）、『臨床薬理学』（医学書院、共著）、『CRCテキストブック』（医学書院、共著）、『臨床研究のための倫理審査ハンドブック』（丸善、共著）などがある。趣味は登山、ネイチャーフォト、読書、音楽鑑賞。

患者（かんじゃ）さんと医療系学生（いりょうけいがくせい）のための臨床薬理学入門（りんしょうやくりがくにゅうもん）
――くすりを正しく用いるために――

2016年9月15日 初版発行

著 者 笹栗 俊之

発行者 五十川直行

発行所 一般財団法人 九州大学出版会
〒814-0001 福岡市早良区百道浜3-8-34
九州大学産学官連携イノベーションプラザ305
電話 092-833-9150
URL http://kup.or.jp/
印刷・製本／大同印刷㈱

 ISBN978-4-7985-0186-4